Power of Nurse

ナースのちから

第2版

Heart Operation

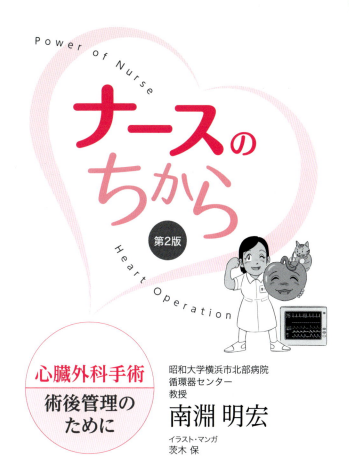

心臓外科手術
術後管理のために

昭和大学横浜市北部病院
循環器センター
教授
南淵 明宏

イラスト・マンガ
茨木 保

三輪書店

第2版　はじめに

　本書は心臓外科手術前後の患者さんの看護に広くお役立ていただけるものであると確信しています．

　本書は『ナースのちから―CABG編』の改訂版です．

　今回，心臓弁手術の内容も加えて改訂した次第です．

　第1版を出版して以降，CABGを取り巻く環境も変わりました．

　CABGという単独の疾患だけでなく，心臓病手術の考え方も日々変化しています．

　それでもとにかく心臓外科手術は大変な手術です．

　患者さんにとっても，ご家族にとっても，医者にとっても，そして看護師さんにとっても大変です．そんな心臓外科手術なんてなくなってしまえ！と思っている人には本書は必要ないでしょう．心臓外科患者の看護は大変だからこそやりがいがある！と思っている人に本書は最適です．

　本書は単元ごとに独立しているようにも見えますが，一通り通読していただいて「何か」をご理解いただくように書いたつもりです．ある単元や用語を孫引きして活用していただくような本ではない，というイメージです．理系というより文系的な本，解説書というより物語風な内容だ，とご理解ください．

　それにしても説明があとになりましたが，本書では「ナースの力」という言葉をあえて使わせていただいております．ここで私が言う「ちから（力）」とは「しっかり結果を出す能力」のことです．「力」の結末は誰の目にも明らかに目の前の現実世界に現れるのです．

　私はそんなナースの「力」の偉大さを常日頃感じさせられています．言い換えれば心臓外科手術はナースの力に常に助けられている，ナースの力なくして心臓外科手術は成り立たない，と考えます．そんなこと言われなくても皆さんは先刻ご承知でしょうが，全然理解していない人たちもこの世には蔓延してい

ます．それは惨状です．

　ナースの力は<u>実力</u>と<u>環境</u>と<u>モチベーション</u>の三つの要素が鼎（かなえ）の足のように支えています．どんなに経験や実績や技能，つまり実力があっても「こんな病院や経営者のためにがんばる気持ちは起こらない！」という事情でモチベーションがそがれてしまうと力は発揮できません．そして何よりも心臓外科医が頭のおかしい猟奇的殺人鬼でしかない実情を自分でまったく自覚できないでその地位にとどまり続けている，という環境があるのなら，看護師さんは力を発揮できないどころか，死体の山を築く犯罪組織の片棒を担がされている，いわば共犯者に成り下がっているありさまです．

　そしてもちろん実力の根幹となる知識が必要です．本書で得られる知識は実力養成の一助となることでしょう．

　ところで一つの病院でしか勤務したことがない看護師さんは，たまたまそこの医療水準が人類社会全体の医療水準に他ならない，という誤解を植え付けられがちです．超低水準の医療であってもあろうことか「優れた医療」と思い込まされているのです．狂気が支配する「カルト」教団のような世界です．

　これまで，猟奇的な殺人心臓外科医の地獄絵を散々に見せつけられ，それが常識だ，あるいは場合によっては自分たちはこれでも相当に高い水準にある，と思い込まされてきた看護師さんを数多く見てきました．

　そういう看護師さんの一番困ったことは，とにかく患者に対して何かにつけ高飛車で高慢である点です．大学病院ではじめの研修を受けた看護師さんに多いのですが，医療とはまずは人を見下すこと，というふうに教えられているとしか思えません．哲学者ミシェル・フーコーは，犯罪者を収容する監獄の根本的モデルは実は人間社会のいたるところに蔓延していることを指摘しました（『監獄の誕生』）．監獄では同じ制服を着せられ同じ時間に起床，消灯があり，

食事の時間も決められています．思い立った時に外出したり昼寝をすることは許されません．自由がないのです．監獄以外にこの条件を満たすのは学校，そしてほかならぬ病院です．

そういう事情ですから，ちょっとした会話や態度が患者さんには強圧的な態度に見え，権力を笠に着た嫌なやつ，と感じるかもしれません．

患者はどんな思いで病室のベッドに横たわっているのでしょうか？

それは経験した人にしかわからない，不安と絶望，心配とあせり，悲しみと希望です．

そういった事情に今一度思いを巡らせ，目の前の患者さんに相対してください．

さて，最後にお尋ねします．

患者さんとは皆さんにとって通過していく対象なのでしょうか？

心臓の手術などといった大それた命がけの大事業を任される心臓外科医にとって，患者さんは未来永劫，因縁で結びつけられています．

患者さんにとって看護師さんは頼みの綱です．癒しの女神であり，救済の弥勒菩薩様です．

看護師さんとのやりとりは患者さんの一生の思い出になるでしょう．

通り過ぎていく存在では決してありません．

一期一会であったとしても，多生の縁で係わっているのです．

(多生の縁：何度も生まれ変わる永遠の輪廻の中で巡り会うというのは不思議な力で引き寄せられた因縁でしかない，という仏教の考え方)．

第1版 はじめに
CABG（冠状動脈バイパス手術）とは

Ils ne savent toucher le cœur, qu'en le froissant. Stendhal
人の心に直接触れるとき，傷つけないではすまないものだ．スタンダール『赤と黒』

　冠状動脈バイパス手術は心臓バイパス手術，あるいは AC バイパス手術，CABG ともいわれます．

　冠状動脈バイパス手術とは現在，日本国中で年間 2 万件も行われている手術です．心臓外科手術の代表的な手術といえます．

　心臓の表面にある冠状動脈に，バイパス血管を縫い付ける手術ですが，それらの血管は直径 2mm 程度の細いものですから，慎重に行わなければなりません．心臓自体を切り開いたりするのではなく，心臓の表面にある細い血管を"ちょこっと"手術するだけなのですが，心臓という，まさに命を刻んでいる大切な臓器の手術ですから，受ける側の患者さんも大変な不安と揺るぎない決意で挑む手術なのです．医療を行う側も，心臓を露出するために全身麻酔を施し，スワン・ガンツカテーテルなど各種循環管理に必要なモニター類を装着し，皮膚を切開し，胸骨を縦切りにするなど，直径 2mm の血管 2，3 本を相手にする手術なのに，やはりチョー大げさな大手術の様相なのです．さらにバイパスに用いる血管は心臓以外の体の部分から調達しなければなりません．製品として売っているわけではないのです．そのため，左の前腕部（橈骨動脈グラフト使用時）や下腿部（大伏在静脈グラフト使用時）を用いる場合など心臓以外の部分にもキズをつけなければなりません．さらに，心臓に対して良かれと思って行うバイパス手術ですが，細い冠状動脈にグラフトを縫い付けるため，人工心肺装置を使ったり，心臓を停止させたり，心臓をひっくり返したりと心臓にとっては生まれて初めてのとんでもない経験をさせられるはめになります．こういった一連の人体に対するダメージ（＝侵襲），言い換えれば「いじめ」を加えなければこの手術はできないのです．つまり患者さんにとって冠状動脈バイパス手術は大きなハードル以外のなにものでもありません．心臓の機能自

体がこの手術に耐えうるか，心臓以外の，例えば肺や肝臓，腎臓がこの手術に耐えうるか，これが手術の成否を決定する最大の要素であるといえます．

多くの場合，多少の体のダメージや心臓に対する「いじめ」に対し，患者さんのお体が，「まあいいか！」と許容してくれます．それはあるいは神様の御慈悲といえるのかもしれません．われわれ心臓外科医が勝手に想像するところ，手術で冠状動脈にしっかりバイパスができて冠状動脈に血液が流れ出すと，少なくとも心臓は「いいことをしてもらったなぁー」と喜んでくれるはずです．ということは，言い換えれば本当に心臓が「冠状動脈に血液が流れなくて困っている」という状態でなければ，手術を行っても，手術のダメージばかりが目立つ結果となります．例えば心臓病だからといって，拡張型心筋症といった，冠状動脈の通過障害以外の理由で心臓の機能が落ちている患者さんにバイパス手術を行っても意味はありません．むしろ手術の侵襲で患者さんにダメージが与えられ，回復不可能な状態になる可能性が大でしょう．こういった手術の適応を慎重に見極めないと，われわれ医療人の最終ゴールである，「患者さんの満足度」は得られないのです．

さらに患者さんの余病という点も無視できません．実際の臨床の現場では典型的な患者さん，いわば冠状動脈バイパス手術という手法だけでまったく十分だという，野球に例えれば，ストライクゾーンのど真ん中の直球のようなホームランボールみたいな患者さんばかりではありません．冠状動脈が根元で詰まりかけていて，しかし心臓の筋肉は障害を受けていない，他の臓器にもまったく障害がない，といった患者さんが「ど真ん中の直球」ということなのですが，実際はワンバウンドであったり暴投であったりとさまざまな容態の患者さんがいるのです．それでもイチロー選手のようにバットにあててヒットを打たなければならない場面もあります．現在，全国で行われている冠状動脈バイパス手

術のほとんどすべての患者さんは糖尿病であったり頚部の血管も狭くなっている状態であったり，おなかの臓器に別の病気があったりと，余病をお持ちです．こうした患者さん個別の術前からの要素も手術の成否には当然のごとくに大きくかかわってくるのです．

　本書では冠状動脈バイパス手術の術後に看護師の立場で患者さんをどう診るか，あるいはどう看護介入するか，一助になるであろう知識と私見を記述させていただきました．看護介入などと書きましたが実際私は医者でしかなく，看護のことなど何も知りません．とんでもない不勉強な劣等生です．特に集中治療室では看護師さんに助けてもらってばかりです．しかし，この道20年の経験から得られた自分なりの見解を少しでも治療の現場に役立てていただきたく，とにかく想うところを書かせていただきました．

　心臓外科の手術は患者さんにとっても，医者にとっても看護師さんにとっても大変な手術です．安易に手術などは受けるべきものでもないし，行うべきものでもありません．

　『アンナ・カレーニナ』の冒頭に，「幸福な家庭はみな一様に幸福であるが，不幸な家庭はみなそれぞれに不幸である」という一節があります．冠状動脈バイパス手術の術後経過も，順調な経過をたどる患者さんというのは型にはまった様相を示し，皆一様ですが，そういった順調なルートから外れる患者さんは皆それぞれに問題を抱えています．その一瞬一瞬の変化，バイタルサインのみならず，患者さんの気持ちの動き，体動や訴えを分析し，看護を行う，それが命を救う場面にしばしば出合います．このようなことはまさに看護学においては門外漢の私が講釈できる分野ではないのですが，とにかく少しでもご参考になればと筆を執った次第です．

ナースのちから
心臓外科手術 術後管理のために

第2版 はじめに——iii
第1版 はじめに——vi

第1部 心臓外科手術を取り巻く社会情勢
1 これからは病院を選ぶ時代——2
2 医療裁判における医療機関の質の検証——7
3 新たな機運——9

第2部 冠状動脈バイパス手術の現在
1 2つの冠状動脈バイパス手術——12
　①人工心肺装置を用いたCABG——14
　②off-pump CABG——18
2 冠状動脈バイパス手術の実際——23
3 冠状動脈バイパス手術と経皮的冠状動脈形成術——26

第3部 心臓弁の手術
1 大動脈弁置換術と術後ケア——30
　①大動脈弁狭窄症に対する大動脈弁置換術——30
　②大動脈弁置換術の術後ケア——33
2 僧帽弁の手術と術後管理——34
　①左心室の拡大やtetheringによる僧帽弁閉鎖不全症——34
　②僧帽弁逸脱症に対する僧帽弁形成術——36
　③僧帽弁手術の術後管理——39

第4部 説明の技術—だから心臓は止まるのよ

1 看護師による患者への説明の大切さ——44
    稚拙なカルテの改ざん例〜あり得ない言い訳…47
2 説明の技術を支える8か条——51

第5部 術後管理は術後成績を左右する

1 術後のダメージを癒す術後管理——68
2 術後管理は看護師が主役！医者はすっこんでろ！——69
3 術後の患者を「診る」基本——71
    ①非常に具体的な「患者を診る」方法——71
    ●基本編
        1）ポリコーダー…72
        2）呼吸音, 手足のむくみや色調, 温度, 触った感触…72
        3）尿量やドレーンからの出血, あるいは排液量…73
        4）体温…74
        5）薬剤の投与量確認…75
    ●応用編
        1）呼吸管理…76
        2）血行動態…77
        3）心電図変化…79
    ［コラム］線形思考…85
    ［事例提示1］カリウム値の急上昇により心停止した例…88
    ②血行動態管理に欠かせない薬剤知識のまとめ——89
        1）抗不整脈薬…90
        2）鎮静薬…92
    ［コラム］ICUせん妄と薬剤…92
        3）カリウムの濃度はストライクゾーンが狭い…93
    ［コラム］カリウムと心房細動…93
    ［コラム］心停止の方法…94
        4）カルシウムは「ふぁいとー！」「いっぱーつ！」の栄養ドリンク剤…96

CONTENTS

　　5）マグネシウムはカルシウムの反対の薬…97
　　6）ナトリウムは大部屋さん，ものすごくアバウト…97
　　7）カテコールアミンは心臓の強心剤―働きもいいが給料も高い…97
■［コ ラ ム］心臓を生き返らせる不老長寿の神薬!?…98

第6部　心臓外科手術後の患者さんのパターンと術後管理

1　術直後の患者さんには3通りのパターンがある――100
　①楽勝ケースの術後管理――100
■［コ ラ ム］オフポンプを嫌がる看護師…102
　②重症ケースの術後管理――103
　　1）肝臓機能不全の患者さん…104
　　2）腎臓機能不良の患者さん…104
　③ダメージケースの術後管理――108
　　1）術中人工心肺事故…109
　　2）脳梗塞，脳出血…110
　　3）肝臓・腎臓機能障害…111
　　4）冠状動脈バイパス手術後の冠状動脈血流のロジック…113
　　5）事故的な損傷―大動脈解離…115

2　心臓外科手術後の管理でやらなければならないこと――117
　　1）患者さん，手術の情報収集…117
　　2）人工呼吸器，持続点滴ライン，モニター類の確認…118
　［事例提示2］動脈ラインから大量に血液が漏れ出ていた例…119
　　3）体温の調節…120
　　4）胸部X線写真の確認…120
　　5）カリウム濃度の補正…121
　［事例提示3］血胸を見過ごしたと考えられる例…121
　　6）尿量をチェック！…122
　　7）心電図のチェック！…122
　　8）体動脈圧と肺動脈圧のバランスのチェック…122
　　9）肺梗塞の予防…123
　　10）ICUシンドロームのお世話…123
　［事例提示4］術後，突然興奮しベッドから立ち上がろうとした直後に心停止した例…125
　　11）不整脈について…125

＊目次　xi

3 術後管理の功罪──術後管理が術後イベントを防ぐ！── 126
　1）心不全の原因と術後管理…128
　2）不整脈と術後管理…129
　3）縦隔炎と術後管理…131
　4）呼吸状態の管理…131

4 最後に一言！　口頭指示について── 132

第7部　ミッションに応えろ！──問題のある患者さんにどう治療するか

シーン①　血圧が下がっている── 136
シーン②　尿量が少ない！── 141
シーン③　サチュレーションが下がった！── 145
シーン④　出血してるー！再開胸止血術！── 150
シーン⑤　心室細動！── 161
シーン⑥　術後の痛み── 166
シーン⑦　CABG後心電図が変わった？？？── 170
シーン⑧　嘔吐── 175
シーン⑨　不整脈！── 179
シーン⑩　目が覚めない！痙攣だー！── 189
シーン⑪　発熱！　縦隔炎？── 194
シーン⑫　いっちゃってる！ICUシンドローム── 200
　術後せん妄に対する医療ミス…204
　ドルミカム®の悲劇的使用…205
シーン⑬　濡れ衣── 207

終章──看護のもうひとつの力── 213
あとがき── 222
Index── 224

第1部 心臓外科手術を取り巻く社会情勢

1 これからは病院を選ぶ時代

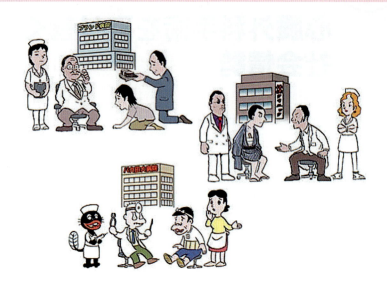

　皆さんが旅行する時に泊まる旅館には，古さを強調する老舗旅館や，あるいはペンションのような気軽さや個性的な特徴をアピールする施設，外国からの団体客やバスで乗りつけるお客さんが多い大型旅館など，さまざまな形態があると思います．患者さんをお客さんに例えるならば，病院もさまざまです．心臓外科手術を受ける患者さんでも，「客層」が病院ごとに大きく異なるように思います．

◆ 病院によって患者さんの層が変わる？

　このような病院の客層とは，疾患別といった医学的内容での患者さんの特徴もさることながら，患者さんの社会的背景で特徴が顕著に分かれるように思います．その原因は病院の設立母体や立地条件，名前のイメージや経営者が強調する理念であったり，また当然，その病院で腕を振るう心臓外科医によっても自然とその病院の客層の特徴が際立ってくるように思われます．後で述べるoff-pump CABGの得意な心臓外科医のいる病院は例えば透析中の患者さんであったり，あるいはすでに脳梗塞を発症していて従来の人工心肺を使った手術

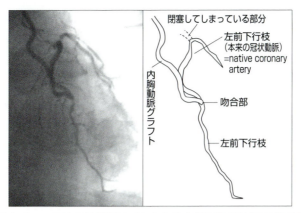

図1-1 ◆ ある大学病院で「あなたの左前下行枝は細すぎて手術など不可能だ」と言われた患者の術後の左内胸動脈造影．左内胸動脈が接続された左前下行枝には良好な血流が見られる．

ではリスクが高すぎるといった，off-pump CABG が必要と思われる患者さんが集まってくるように思います．心臓外科医療をビジネスに例えるならば，このように患者さんというマーケットは一様ではありません．さまざまなタイプの患者さんがさまざまな病態を持ち，必要とされる手術も多種多様な中で，さまざまな病院が自然と，ある一定の範囲の患者さんの要求に応えている，という状況ではないかと思われます．このような考え方で心臓外科手術を論じる人は今までいませんでしたが，病院の実態に関する透明性（transparency）を高めざるを得ない社会情勢にある今日，病院間での患者層の違いなどが検討され，論じられる機会も今後は増えてくるものと思われます．

◆ 病院もさまざま，患者さんもさまざま，医者もさまざま

　例えば冠状動脈バイパス手術を必要とする患者さんを診断し，心臓外科医に紹介してくる立場にある循環器内科医の考え方，性格もそれぞれです．「70歳以上の患者はあまりにも高齢すぎるので心臓カテーテル検査すら意味がない」という方針を貫く循環器内科医の先生もおられます．またある大学病院で「冠動脈が詰まっているが，細すぎてバイパス手術をしても意味はない．第一そんな細い血管にバイパスをつなぐことができる心臓外科医などこの世にいるはずがない」と循環器内科の先生に告げられた患者さんもいましたが，こちらで検査してみると，バイパス手術を行いやすい左前下行枝が確認されました（図1-1）．

このようにわが国の医療の体制は，医療の質が均一化されていないので，医者の考え方や知識も皆それぞれです．どうしてそのようなことになるのかと言えば，医師の個々の「質」をコントロールする制度がまったくないからです．
　筆者自身，現在の立場で仕事をして 20 年以上が経過しましたが，その状況は改善の方向に大きく変化しているように思います．動かしがたい事実として，心臓外科手術の病院ごとの質には大きなばらつきがあることが公表されるご時勢となりました．大病院だからといって手術件数が多いとは限りません．国立病院や市民病院といった大きな病院でも，月に 1 度，思い出したように手術をするような病院もたくさんあります．「手術件数が多い少ないで手術の内容が決まる」という考えには異論もあると思いますが，これはとにかく「安心できる病院」を選びたい患者さんにとって，その安心の尺度となるものです．一つの度量衡，つまり皆が共通に使えるものさしが手術件数ということになったのではないかと分析しています．メディアも「心臓外科医の力量は執刀数による」という，わかりやすい判断基準をもって，病院をランキングする書物を出版しています．

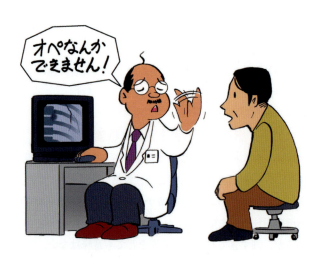

◆ 日本の医療者が置かれている「タコツボ」の状態

　実はこの病院のランキング本を一番注視しているのは，ほかならぬ現場の心臓外科医ではないかと筆者は考えています．信じられないことに，今までこの国では現場の心臓外科医ですら自らの業界の実態，つまり全国の病院でどれだけの心臓外科手術が年間に行われているか，個々のデータを知らされることはなかったのです．もちろん所属先の病院の手術件数はわかります．ところがその件数が他の病院と比較して多いのか少ないのか，まったく判断できなかったのです．そして年間10件の手術を一生懸命やった心臓外科医がいたとして，「こんなにがんばったのだから自分は全国的にも，いや世界的にもそこそこの力量をもった心臓外科医であろう．いやそうに違いない！」と勝手に妄想の世界で自画自賛してしまう，という事態が生まれていたのです．これはその外科医一人だけの妄想ではなく，病院スタッフにも蔓延しかねない「幻想」です．実際，外科医の妄想としての「一番！」が「私たちの病院が一番！」というように看護スタッフにも伝染している小宇宙病院をいくつも見てきました．それらの場所には，一生懸命手術後の患者さんの看護に明け暮れる看護師さんがいます．「自分たちはこんなに一生懸命やっているのだから自分たちの医療水準が最もレベルが高いに違いない！」と信じているのです（もちろん，手術が下手な医師のいる病院では，術後，下手な手術のせいで重症になった患者さんの尻拭いを看護師さんがやらされるので，看護師さんの力量はアップするかもしれません…．外科医の手術の腕と看護師さんの技量は"反比例"するのです）．こういった日本の医療者が例外なく置かれているのが「タコツボ」の状態，つまりタコツボの中にこもって生活していると，隣のタコツボのことは存在すら知らないで一生を過ごしてしまう，という状態です．中国の格言では「井の中の蛙，大海を知らず」というのもありますし，「夜郎自大」という言葉もあります．日本にも「仁和寺の…」という笑い話があり，いずれも情報のなさから自分を高めて理解してしまう人間の性（さが）が戒められています．こうした医療者が「うちで難しい手術は他では絶対にできるはずがない！」と患者さんの家族に言い切ってしまうことにより，治せたはずの病気が治せなかった，ということが現実に多数起きているのです．

◆ 一緒に働いていて充実する心臓外科医とは？

　第1版では以下のような，筆者が考える冠状動脈バイパス手術，心臓外科医の標準的内容を示しました．「冬のソナタ」の流行っていた当時の筆者は，50歳を超えたら心臓外科医などやめて小説家にでもなろうと思っていたものです．今，筆者はとっくに50歳を超えましたが，「まだまだ若いモンには負けんでぇー」ということで改訂しました．いたって自分本位な見解です．

性　格：明るい性格で手術中に決して怒鳴らない．公正で正直．責任感も重厚．
CABG：年間執刀数が100例以上，手術時間は5時間以内
年　齢：35歳以上，55歳以下
病院から厚遇を受けていて「給料が安い」などと愚痴らない．

↓

一例

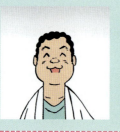

性　格：ネコ好き
手術経験：開心術，3,000件以上
年　齢：50歳以上
身　長：180cm以上

2 医療裁判における医療機関の質の検証

　2004年2月24日,大阪地方裁判所の医療裁判専門部とよばれる部署から全国の冠状動脈バイパス手術を行っている主だった施設に,最近10例の単独冠状動脈バイパス手術の①手術時間,②グラフト採取時期,③手術開始から一番最初の冠状動脈にバイパス吻合が行われるまでにかかった時間,などを問い合わせる質問状が送られました.これを裁判所による調査嘱託とよびますが,ある病院で行われた冠状動脈バイパス手術の"質"について,全国の主だった病院の実情と比較する目的で行われたものなのです.裁判で検証されている冠状動脈バイパス手術では,最初の冠状動脈へのバイパス吻合を開始しようとした際に心臓が不整脈を起こし心停止となり,その時点で手術開始から4時間30分程度経過していたというもので,別段,患者側に特殊な事情はなかったようで私からすると時間を取り過ぎており,手術技術の未熟さは明らかで,この執刀医に執刀を許可した病院に無理があるのではないかと思われました.2015年には読売新聞によって,群馬大学の消化器手術では特定の執刀医で死亡例が異常に多いことが報道され大きな社会問題になりました.今後,社会が医療機関の"質"を,事実を基に検証する傾向がより顕著になってくるものと予想されます.その具体案として多くの学会が全国規模で手術症例のレジストレーション制度を義務づけるようになりました.各医療者は自分の経歴において手術の件数や結果について簡単には誤魔化せないような仕組みが出来上がりつつあるのです.

　現在,一般人である患者さんでも病院や病気,治療の情報を集めようと思えば簡単に得ることができます.患者さん自身がそう思わなくとも,患者さんの息子さんや娘さんの世代のご家族がインターネットで詳細な情報を集めたうえで病院に来られます.このように患者さんによってはあらかじめ医療機関が丸裸にされる時代です.時代の流れは変わりました.患者さんを常に無知で無能で,情報を与えても必ず誤解して言いがかりをつけてくる,医者にとって厄介な存在,と医者が考えて患者さんに対応しても許される時代は過ぎ去りました.愚かな大衆を「治める」方針として重宝された論語の「由らしむべし.知らしむべからず(民人にはいろいろな知識を与えないでいたほうが統治しやすい)」

という医療姿勢はもはや通用しなくなったのです．患者さんはもはや衆愚（大衆はすべからく愚かであるという考え方）ではありません．「なんでもお医者さん任せ」の患者さん像はますますなくなるでしょう．自ら情報を集めて，時に医療者であるこちらがびっくりするような核心をついた質問をされる患者さんもおられるのです．病院という狭い限られた空間でしか生きてこなかったわれわれ医療人の知らないことを，患者さんやご家族が知識として，情報としてすでに多数入手している可能性がある，今はそういった姿勢で診療にあたらなければならない時代です．

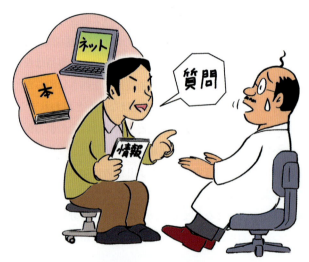

情報を持っている患者さん

3 新たな機運

　心臓外科医療に新たな風が吹き始めています．
　カテーテルによる大動脈弁置換（TAVI；タビー），大動脈瘤ステントグラフト留置（TEVAR；ティーバー）です．そして小さな傷で大動脈弁置換術や僧帽弁置換術を行うMICS（ミックス）です．
　胸の傷もなし，人工心肺もなしで弁置換ができればこれに越したことはありません．大動脈瘤，特に胸部大動脈瘤の手術は大手術です．人工心肺時間は5時間あるいはそれ以上に達し，出血もあちらこちらから起こる…．それが傷もなし，人工心肺もなし，カテーテルでステント・グラフトを留置できるならこんな素晴らしい方法はありません．
　ただし弁置換術や人工血管置換術とはある意味ずいぶんと違うことをする手術でもあります．胸部や腹部の大動脈瘤に対するステント・グラフト治療は現在かなり普及しています．従来の方法を凌駕する，つまり従来の方法に取って代わる勢いといえます．
　さて，TAVIについてはどうでしょうか？
　これまでの心臓を止めて行う大動脈弁置換術では，ボロボロになった大動脈弁をきれいに取り去って，新しい弁をしっかりと縫い付けます．置換術，つまり交換なのです．カテーテルを使う方法では，従来の弁はそのままにして，同じ位置にそれを覆い隠すように人工弁を固定します．置換ではなく植え込み（implant）なのです．
　現時点では大動脈弁狭窄症の患者さんで高齢者など，従来の心停止で行う方法ではリスクが高すぎると思われる患者さんに限ってTAVIは実施されています．大動脈弁置換術の一つの選択肢，という位置付けです．この方法が従来の心臓を停止する方法に取って代わるということは今のところはないように思います．しかし高齢であったり，ほかにいろいろと合併疾患があったりと，「心臓手術なんてとんでもない！」というリスクの高い患者さんに行われています．本書執筆中の2015年の時点では，すでに国内で1,000人の患者さんがこの手術を受けている状況です．僧帽弁に対するカテーテルを用いた人工弁植え込み術はまだ広く普及していません．

すべての心臓外科手術にこういった治療が取って代わるのかどうか，将来のことはわかりません．しかし新しい治療方法があったとして，それが将来どれぐらい普及していくのか？　を考える時，その治療がどれだけ優れているのか，という観点以外に，考えなければならないもう一つの視点があります．
　それは「いったいいくらかかるのか？」
　という点です．
　悪くなった臓器を治療する，その究極の方法は再生医療と考えられています．自分の細胞を培養して新しい臓器を造り，それを移植する，そんな方法が可能かどうかわかりませんが，もしできたとして，いったいいくらかかるのでしょうか？　そしてその費用を誰が負担するのでしょう？　映画『アイランド』ではセレブなお金持ちのクローン人間が地下で生活させられていて，臓器提供の機会に備えさせられているという，なんとも恐ろしい状況が近未来の設定で描かれています．クローン一体あたりの料金は6億円でした．
　さて，話はTAVIによる心臓弁治療に戻りますが，機材の値段は400万円以上します．人工弁は100万円弱．人工心肺やその他を合わせた医療費総額でも，従来の弁置換術はTAVIの費用には及びません．今後いったい心臓外科医療がどうなっていくのか，現場医師，偉い大学教授や監督官庁，医療機器関連業界なども含めて誰にも予測はつかない，というのが実情といえます．

第2部 冠状動脈バイパス手術の現在

1　2つの冠状動脈バイパス手術

◆ 冠状動脈の狭窄病変とは何か？

　冠状動脈は心臓の筋肉に血液を送る細い血管ですが，なぜか動脈硬化などに侵され血管壁が内側にせり出してきて中の通り道が狭くなることがあります．これを冠状動脈の狭窄病変とよんでいます．冠状動脈の狭窄が起こりやすい要因として高血圧，糖尿病，脂質異常症，肥満，遺伝などが知られていますが，本当のところの原因は不明です．したがって予防法はありません．

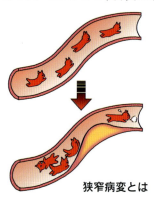

狭窄病変とは

　冠状動脈バイパス手術（以下，CABG）とは冠状動脈に別の血管（バイパス・グラフト）を移植する，という手術です．冠状動脈の狭くなった部分より下流の部分に，まったく別の血管を合流させて血液を流し込むということになります．

　この点，筆者が今まで多くの新人看護師さん，患者さんやご家族に接してきたなかでかんちがいが起こりそうな点を考慮してあらためて説明すると，

> 冠状動脈バイパス手術とは
> ①冠状動脈に内胸動脈や大伏在静脈など別の血管をつないで，上行大動脈など別の経路から冠状動脈に新たな血流をもってくる手術．冠状動脈と冠状動脈をつなぐ手術ではない．
> ②冠状動脈バイパス手術で用いる新しい血管は，同じ患者さんの体の内部のどこかからもってくる．人工的なものや生体材料を加工したものを使う手術ではない．
> ③心臓外科医と自称する医者が誰でもできる簡単な手術ではない．

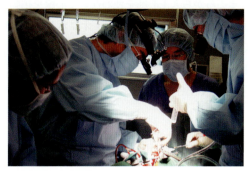

図2-1 ◆ 術者（筆者），助手（左端）ともにカール・ツァイス社製の拡大鏡を着けて手術を行っている．この拡大鏡で術野は4倍に拡大されて見える．また，ヘッドランプというハロゲン・ライトを頭に着けている．

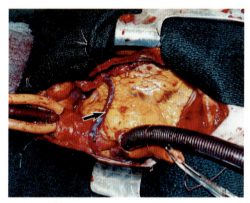

図2-2 ◆ 人工心肺を使った心停止下冠状動脈バイパス手術の様子
➡は上行大動脈につながった大伏在静脈

特に①については勘違いしている人が非常に多いようです．

CABGは直径2mm程度の血管どうしを丁寧に縫い付ける手術ですから，拡大鏡というのを着けて行います（**図2-1**）．

また精緻な手の技を要求される手術ですから，かつてはすべての患者さんに人工心肺を使って心臓を完全に停止させた状態で血管を縫い付ける方法で冠状動脈バイパス手術は行われていました．人工心肺で心臓と肺の機能を一時的に肩代わりし，その間に心臓を停止させて，細い冠状動脈に正確にバイパス・グラフトを縫い付けるというものです（**図2-2**）．

そして，1995年ごろから人工心肺を使わないで心臓を拍動させたまま手術を行う，心拍動下冠状動脈バイパス手術（＝オフポンプ冠状動脈バイパス手術；off-pump CABG）が行われるようになりました．

学会などの調べによると全体で2万件近い年間のCABG症例のうち，7割程度がこのoff-pump CABGであろうということです．

① 人工心肺装置を用いたCABG

人工心肺を使うことで心臓が完全に停止した状態で，しかも持ち上げたりひっくり返したり押さえつけたりと，自由に心臓の位置を変えて手術をすることができます．心臓の弁の置換や修繕の時に行う方法とまったく同じです．心臓に対しては心筋保護液という，高いカリウム濃度の血液で作った液体を注入して心臓を停止させます．この停止液（心筋保護液）はおよそ15～30分ごとに心臓に注入します．バイパス・グラフトの吻合に要する時間は1カ所あたり10分前後でしょうから，5カ所につなぐ手術では1時間程度の間，心臓を停止する必要がありますが，そのためには心筋保護液は3回程度注入することになります．心筋保護液であまりにも心臓を長く停止させていると，それだけで心臓の機能が障害を受けることがあります．CABGと同時に僧帽弁の手術を行う場合もあり，その場合はこの心停止時間は当然長くなり2時間を超えることもありますが，3時間以内であれば心臓を停止させたことで心臓がダメージを受けることはまずありません．現在の心停止法では4時間は大丈夫でしょう．ただし，心臓のパワーがもともと弱っている場合はこの限りではありません．

手術の前に患者さんにこの心停止のことを説明すると，よく「心臓をいったん止めてしまったらその後また動き出すのでしょうか？」と不安げに患者さんから質問されますが，通常CABGの1時間程度の心停止であればどんな条件であれ心臓の機能はまず間違いなく十分に保たれていることでしょう．患者さんの心臓の収縮が悪くなっていて余裕がない場合や緊急手術の場合では，人工心肺を使うことで心臓を一時的に休ませてあげることになるので，心臓を動かしたまま行うoff-pump CABGより安全で確実な手術といえるでしょう．

ただし，人工心肺ははっきり言って複雑な機械です．患者さんの血圧はもちろんのこと，体温，尿量，ヘパリンの効き具合，酸素分圧，BE（ベースエク

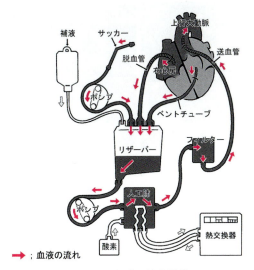

人工心肺の基本構造
(『実践人工心肺』医学書院，2002 より)

セス）などさまざまなことをチェックしながら機械を操作します．人工心肺では強制的に全身に血液を環流させるわけですから，温かい血液を環流させることで体温を上昇させたり，あるいは血液を冷やして体温を低下させたりすることも造作ないことです．人工心肺の運転の終了時，人工心肺で温められた血液で体温は十分であっても，その後創部を縫合している際中に血液の温度がどんどん低下してくることがあるので注意を要します．人工心肺については拙著(『実践人工心肺』医学書院，2002) を参考にしてください．

◆人工心肺の弊害

人工心肺を用いることで心臓は一時休息できます．心臓にはやさしいのですが，人工心肺の使用は心臓以外の体の部分には，下記のようなちょっと厳しい状況があります．

❶ 全身の浮腫　人体に人工心肺を使用することで必ず患者さんの100％に，ある程度は発生する不都合な事態というのは全身の浮腫です．人工心肺には血液が通過する回路（ビニールのチューブ）や，チューブの中を押しつぶされるようにして血液が送り出される駆動システム（ローラーポンプ方式）があるため，血液中のさまざまな物質が炎症反応を起こしてしまいます．結

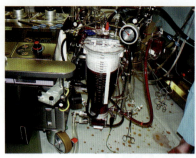
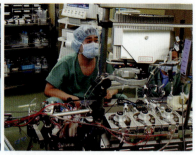

人工心肺と操作の様子

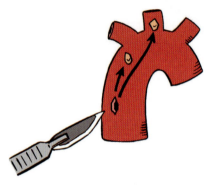
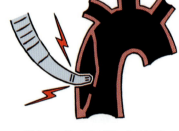

①上行大動脈の操作でゴミが脳へ！　　②人工心肺の送血管による解離

図2-3 ◆ 人工心肺による障害

果として血管の透過性が亢進し，血管の外に液体成分が漏れ出る事態となります．これによって，大なり小なり全身のいたるところで浮腫が生じます．この浮腫により，その程度が激しい場合は，脳であれば意識障害，腎臓や肝臓であれば機能障害が起こりますが，多くの場合は大きな問題になることはなく，またあったとしても一過性のものです．人工心肺によるこうした組織の浮腫は，人工心肺使用後6～12時間経って出現してきます．状態が良ければ24時間過ぎごろから回復に向かいます．心不全がある場合や糖尿病の患者さんではこの回復は遅くなるようです．

❷ 脳障害　人工心肺による弊害で最悪のものは脳障害です（図2-3①）．発生頻度は数％です．しかし医療側から見て数％であっても，ある患者さんに脳障害が発生してしまったら，その患者さんにとっては100％の発生頻度

なのです．「リスクはどれぐらいですか？」と尋ねられた時に「○○％です」と説明するのは実に愚かなことです．脳の障害は脳梗塞，あるいは脳出血といった大変に重篤な場合があります．心臓の機能は完璧に回復したのに目が覚めない，いわゆる「植物状態」になった，ということが人工心肺を用いた心臓外科手術では起こり得るのです．原因は，手術に際して上行大動脈に差し込んだ人工心肺の送血管が，動脈の内面にある剥がれやすい動脈硬化片を砕いてしまい，粉々になった動脈硬化片が脳の血流に流れていって脳の血管を塞いでしまうことであると考えられます．手術の前に上行大動脈をCTで調べて動脈硬化が激しいかどうか検査していますが，CTに写らないもの（X線では写らない軟らかい組織．むしろこちらのほうが危険！）でもこういった脳梗塞の原因となり得るので，人工心肺を使うかぎり，脳障害はどうしても危険性をゼロにはできない合併症です．

　ほかに稀ではありますが，送血管によって上行大動脈部分で解離を起こしてしまうという大惨事も引き起こされる可能性があります（**図2-3②**）．

◆Pump Head（ポンプ・ヘッド）とは

　世界中で最も広く読まれている科学啓蒙雑誌，「Scientific American」はニューヨークやシドニー，パリの雑貨屋にも置かれている科学好きの一般人向けの雑誌です．この「Scientific American」の2003年7月号にPump Headという言葉が紹介され，衝撃を呼びました．Pump Headとは人工心肺を使った手術を受けた40代，50代の働き盛りの患者さんが，手術は完璧にうまくいったのだけれども記憶力や集中力が失われたり，うつ状態になるなど，結果的には仕事にならない日々に苦悩する，という現象を指す用語です．CT上明らかな梗塞部が脳に見られるものではなく，医者からすれば「手術はまったくもって大成功！」としか思えない状態でも，患者さん自身は手術の前とは明らかに違った「感覚」での生活を強いられる，という状況は，客観的な指標がないだけに患者さんにとっては辛いものです．なぜなら周囲を説得するためのはっきりとした材料がないのに，「仕事が手に付かない」状況だからです．

　原因としては，人工心肺から送り込まれた微小な組織片や人工心肺回路のチューブの表面に付着していたゴミ，目に見えない小さな空気の泡が脳の微小血管に詰まってしまうことや，化学的な侵襲による組織の浮腫が脳にダメージを

引き起こすことが考えられます．もちろん冠状動脈バイパス手術を受ける患者さんはもともと動脈硬化の激しい患者さんですから，脳の血管や上行大動脈にすでに存在する動脈硬化の病変が，人工心肺から勢いよく送り込まれるジェット流（乱流）によって剝がれ落ちる可能性も多分にあります．Pump Headについては，これまでにも認知障害（neurocognitive disorder）として研究報告が専門誌に掲載されていました．1999年に発表された米国心臓病学会/米国心臓協会のガイドラインでも，冠状動脈バイパス手術の術後に「有害な脳神経合併症は6％にも及ぶ」と明記されています．今日に至って，冠状動脈バイパス手術の選択肢として「人工心肺を使用しない」というオプションが目の前にある状況では，こういった知識を医療人が考慮せずして，人工心肺を使った冠状動脈バイパス手術を漫然と敢行することは，後に大きな責任を問われる事態になりかねないことを理解すべきでしょう．

　このPump Headという現象が人工心肺の使用を絶対的に忌避する合理的な理由であるか否かは別として，前項で述べたように，このような医療人が知るべきいろいろな用語が今後社会一般から出没してくるかもわかりません．筆者も含め，時流に目が離せない状況です．

❷ off-pump CABG

　人工心肺を用いない冠状動脈バイパス手術をoff-pump CABG（オフポンプ）とよんでいます．心拍動下冠状動脈バイパス手術ともいいますが，人工心肺を使って循環を補助したうえで，心臓を停止させないで心拍動下に吻合するon-pump beatingという方法もあり，混同するのでoff-pump CABGで統一することが望ましいでしょう．

　CABGで手術の対象となるのは冠状動脈で，これは心臓の表面に存在します．CABGは心臓の表面にある血管の手術を行うのであって，心臓の内部の手術ではありません．したがって心臓外科というより，心表面外科，とよぶべきでしょう．つまり心臓の中を覗く必要がないのですから，動いている心臓でも，冠状動脈を縫い付ける手術ができないものかということは誰しもが考えるのではないでしょうか．筆者自身も医者になったばかりの1983年5月，大学病院の研修医として初めて冠状動脈バイパス手術に参加させてもらいました．1本の

大伏在静脈を左前下行枝につなげるだけの手術は人工心肺を2時間も使用し，朝から始まった手術が終了したのは夜中の10時ごろだったのを覚えています．「あんな小さな血管のためにこんなに大げさなことをするなんて道理に合わない！」と強く感じたものです．私は25歳でした．「心臓の表面のごく一部さえ固定できれば，あんなに大げさなことはしなくていいのに…」と漠然と考えていたものです．しかし「どうすれば心臓の表面の一部を固定できるのか？」という壁にぶつかってしまいます．動いている心臓を指で押さえつけたりすると，すぐさま血圧が下がったり不整脈を起こしてしまうのです．

　刺繡をする時に細工をする部分だけを固定するような感じで…という発想からでしょうか，1990年代初頭，オランダのユトレヒトという町のボルストという心臓外科医が，吸盤のついたプラスチックの心臓表面固定器具（スタビライザー；stabilizer），オクトパス（たこ）を開発し，メドトロニック社が商品化しました．このオクトパスを使用して心臓の表面を固定できることにはなったのです．しかし実際の心臓を胸骨正中切開という視野で正面から見た場合，冠状動脈のうち左前下行枝という血管は十分に視野内に見えますが，右冠状動脈の末梢の部分，4PD（後下行枝）や心臓の背面にある回旋枝は見えません．これを覗こうとして心臓を裏返そうと心尖に手を添えると，心臓は不整脈を起こします．心臓が動いたまま手術を行うということは，心臓が動いてくれていないと困るということであり，心臓の機嫌を損ねてはいけないのです．ふつう心臓は頼みもしないのに1日10万回も勝手に動き続けてくれる働き者なのです．

　そこで開発されたのがスター・フィッシュ（ヒトデ）とよばれる器具です．これは心尖にヒトデ状の器具が吸い付いて，心尖を引っ張りあげ，心臓の背面が見えるようにします．これによって血圧が下がったり不整脈が出ることなく，回旋枝や4PDといった心臓の横隔膜面にある冠状動脈にもバイパス血管を縫い付けることができるようになりました．

◆ off-pump CABGの問題点

　off-pump CABGでオクトパスやスター・フィッシュを使っても，やはり心臓に対してある程度のダメージを与えてしまうことがあります．心尖を持ち上げたりstabilizerで吻合部を圧迫するせいで左心室の収縮するパワーが低下し，肺動脈圧が上昇したりすることがあります．バイパス血管がしっかりつな

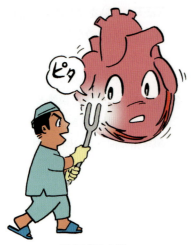
スタビライザー

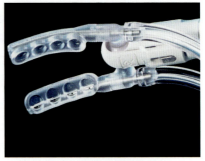
オクトパスの尖端吸盤部分

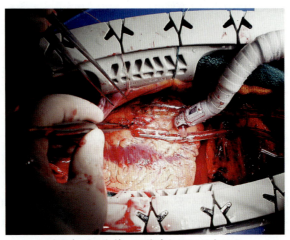
オクトパスを使って吻合しているところ

がり，グラフトには血流が見られるのに心臓の動きが回復しない場合もあります．この場合は心不全の治療をしなければなりません．off-pump CABG で使用するグラフトは in-situ graft（後述）といって，120 mmHg 程度の血圧が保たれていないとうまく流れない様式のグラフトである場合が多く，血圧の維持が重要なポイントとなってきます．

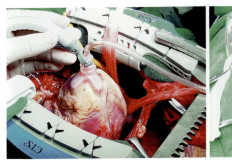
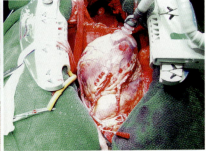

スター・フィッシュを使って心臓を自由自在に引っ張りあげているところ

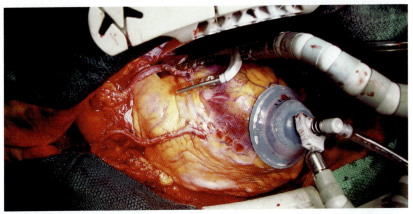

左内胸動脈を回旋枝（LCX）に，右内胸動脈を左前下行枝（LAD）に吻合したところ

　off-pump CABG術後の心臓の状態がしっくりいかないことがあるとしたら，それは冠状動脈のスパスム（攣縮）が原因です（**図2-4**，次頁）．
　そのほかにもoff-pump CABGによって心臓が実際はダメージを受けている可能性があります．off-pump CABGに際して心臓がダメージを受けるという要素は**表2-1**（次頁）のとおりです．

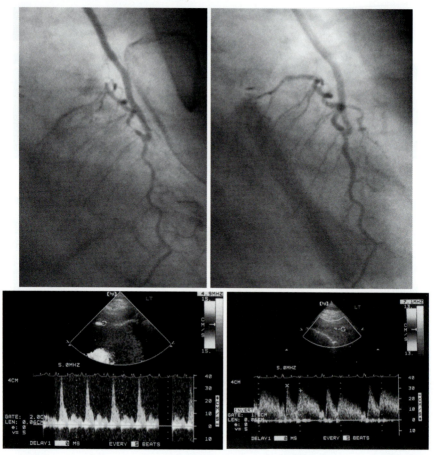

図2-4 ◆ off-pump CABG術直後に見られた冠状動脈のスパスム（攣縮）
70歳女性のoff-pump CABGの直後に心電図変化が見られ，超音波による左内胸動脈流速の評価でもグラフトの血流は少なかった（左下，収縮期だけの血流速が目立つ）．そこで造影検査を行ったところグラフトや吻合部分には問題がないが，左前下行枝にスパスムが見られた（左上）．心電図変化は次第に消失し，術後6日目に造影検査を再度行ったところ左前下行枝に問題はなく（右上），超音波検査でも拡張期に良好な血流が見られた（右下）．

表2-1　off-pump CABGによって心臓が受けるダメージの要因

- 心臓を持ち上げたりstabilizerで部分的に固定，あるいは圧迫することによる心室への直接のダメージ
- 冠状動脈を傷つけることによる冠状動脈のスパスム（攣縮）
- 吻合に際して用いる二酸化炭素ブロアーによる心臓の部分的な冷却
- 心臓が露出していることによる体温の低下
- 心臓が持ち上げられたりすることによる心拍出量の低下で起こるアシドーシス
- Stabilizerやスター・フィッシュによる吸引のせいで起こる心表面層の下での出血，血腫

2 冠状動脈バイパス手術の実際

　冠状動脈バイパス手術では，グラフトという新しい血管を心臓の表面の冠状動脈に縫い付けます．このグラフトを製品化しようと長年研究が行われていますが，実用化していません．そこで患者さんの体の中から冠状動脈への血流の新しい道筋になる血管をなんとか探し出し，丁寧に採取して冠状動脈に縫い付けます．

　使用するグラフトは大事な冠状動脈の血流を担うという重要な役割を果たすことになるので，性状も良いものでなければなりません．また動脈硬化や変性が起こっていない血管でなければなりません．

　各種グラフトの特徴を**表2-2**にまとめました．

表2-2　各種グラフトの特徴

グラフトの種類	採取時間	特徴
左内胸動脈＝リタ	20～30分	動脈硬化が少ない
右内胸動脈＝ライタ	20～30分	届く範囲が限定される
大伏在静脈＝サフェナ	10分	弁がある部分は詰まる
橈骨動脈＝ラディアール	20分	時に動脈硬化がある
胃大網動脈＝GEA	15分	流量が少ない，太い，細いなど個人差がある

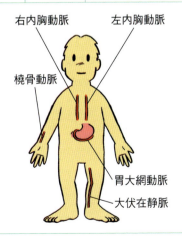

表中の太字のものは *in-situ* graft（イン・サイチュー・グラフト，**図2-5**）といって，血管の根元が体につながった状態で使用するグラフトです．一方，大伏在静脈と橈骨動脈はいったんは体から完全に切り離して使用します．これを free graft（フリー・グラフト）といいます．したがって，一方の端は冠状動脈に縫い付けますが，もう一方の端を血液の取り入れ口として上行大動脈（→13頁，「**図2-2**」）やあるいは内胸動脈につなげる必要があります．

◆ free graft と *in-situ* graft

　グラフトの種類やつなぎ方は術後管理のうえで重要な要素であると思います．大伏在静脈や橈骨動脈が直接に上行大動脈につながっており，冠状動脈に上行大動脈からの血流がそのまま流れるという状態は，冠状動脈への血流としては安定していると思われます．左内胸動脈や胃大網動脈のように，根元がもともとの位置にある，つまり手術で新たに増設した冠状動脈への血流が本来なら胸壁（内胸動脈，**図2-5**）や胃（胃大網動脈）に流れていた血流を横取りするかたちで冠状動脈にもってきた場合は，術後に出血や消化管障害，発熱，低血圧などがなんらかの原因で発生した場合，冠状動脈へのグラフト血流が減少してしまう可能性があると考えられます．人間の心臓から拍出される血液の分布はさまざまなファクターで調節されています．食後であれば胃に血液がたくさん流れるでしょうが，体全体がピンチに陥った時というのは，一様に消化管への血流は減少します．ヒトが興奮した時に血液中に放出されるノルアドレナリンは心臓の冠状動脈の血流を増やすことで有名ですが，胃や消化管，皮膚などすぐに生存に関係しない臓器の血液は後まわしにするのです．したがって内胸動脈や胃大網動脈への血液は減らされてしまうと考えられます．

　手術で使ったグラフトが free graft なのか *in-situ* graft なのかは，術後管理をするうえで非常に重要な情報です．

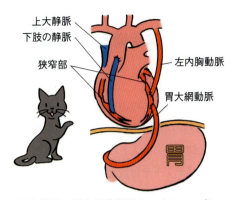

内胸動脈，胃大網動脈は in-situ graft

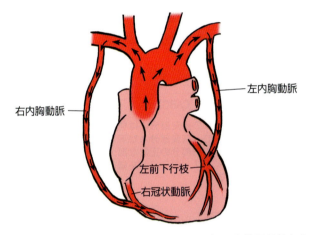

図2-5 ◆ 左右の内胸動脈を in-situ graft で左前下行枝と右冠状動脈に吻合した状態
　左右の内胸動脈の根元（起始部）は左右鎖骨下動脈から分岐している状態をそのまま利用している．上行大動脈に直接吻合したグラフトよりも血流は少ない印象を受けるが，適切な処置（採取方法）で準備した場合，決して血流量は不足しない，と考えられている．ただし，全体の血圧が低下するほどの心原性ショックを伴う急性心筋梗塞などの場合，内胸動脈のように普段は胸壁に血液を供給する程度のあまり重要でない「ローカル線」の血流は，体が調節して限りなく無視されたような状態にまで血流が低下すると考えられ，やはり上行大動脈にしっかり free graft を縫い付けて，血流が受動的にどんどん流れ込む状態にしたほうがよいと考えられている．

3 冠状動脈バイパス手術と経皮的冠状動脈形成術

◆冠状動脈バイパス手術とPCIの比較

　冠状動脈に狭窄病変がある狭心症の患者さんに行われる冠状動脈バイパス手術（以下，CABG）以外の治療方法に，経皮的冠状動脈形成術（以下，PCI）があります．手首や大腿部から刺入したカテーテルで冠状動脈の狭窄部分を風船で拡げたり，その後ステントを留置したりして治療を行うのです．治療件数としては年間，PCIはCABGの10倍以上行われていると言われています．

　CABGは冠状動脈に狭窄病変があり，PCIでは無効，ないしは危険と思われる場合に限って行われます．PCIとCABGの違いをまとめた**表2-3**からもわかるように，PCIは手術に比べて簡便に行うことができるからです．もしも同じ治療効果が期待できるとしたら，リスクが大きい手術を受ける意味はありま

表2-3　CABGとPCIの比較

	CABG	PCI
原理	冠状動脈の病変部分には何もしないで，病変部分より下流にある末梢部分の正常な部分にバイパス・グラフトを縫い付ける．	冠状動脈の病変部分を押し拡げたり，または削ったりして（ロータブレーター）スペースを確保し，さらにステントを留置する．
所要時間（問題のないケース）	3〜4時間	30分程度
事故など不都合な事態発生の可能性	人工心肺：脳梗塞，肝・腎機能障害，上行大動脈の損傷，縦隔炎 off-pump CABG：非常に稀だが縦隔炎，心不全，術中心筋梗塞*	ごく稀に冠状動脈の破裂，急性閉塞，non reflow現象，脳梗塞

*すべての血行再建術で起こり得る

せん．バカげています．しかしPCIとCABGは"冠状動脈の血行再建術"という同じ目的でありながら，方法が違うことから，実際は双方の利点と欠点を相補うかたちで治療が進められています．

　その背景には冠状動脈の病変が連続的でびまん性であるという，手ごわい現実があります．どちらの方法によっても，思いどおりに治療が大成功に終わった場合でも，治療していない部分の血管の病変が悪化する可能性があり，この病気が「完治」したとはいえない治療であるからです．つまり両者とも姑息的な治療方法，その場しのぎの治療方法でしかないのです．これは何もCABGのバイパス血管があとで必ず詰まるとか，PCIで拡げた部分がまた狭くなる（再狭窄）ということを言っているのではありません．もともと冠状動脈に狭窄病変が起こった原因の本当のところはわからないし，予防方法も確定的なものは見つかっていないのです．

第3部 心臓弁の手術

この章では心臓弁の手術について代表的な，
- ・大動脈弁狭窄症に対する生体弁を用いた弁置換術＝AVR
- ・僧帽弁閉鎖不全症に対する弁形成術＝MVP

についての特記すべき重要事項を説明します．

どちらも人工心肺を必要とする手術です．

現在，こういった心臓弁の疾患を cardiac structural disease（心臓の構造的障害）とよんで，なんとかカテーテルで治療しようとする分野が，カテーテル操作の上手な循環器内科の医師が主体となって広まりつつあります．例えば大動脈弁にカテーテルで人工弁を運んでいってそのまま留置する TAVI（TAVR）という方法は現在，症例数が増加傾向にあります．僧帽弁閉鎖不全症に対しても僧帽弁の前尖と後尖を一カ所だけクリップで止める方法が試みられていますが，これもカテーテルの手技です．

1 大動脈弁置換術と術後ケア

❶ 大動脈弁狭窄症に対する大動脈弁置換術

◆ 大動脈弁狭窄症とは？

大動脈弁が石灰化して，固くなってしまうことがあります．言わば左心室の出口が狭くなった状態です．左心室から動脈の血液が拍出される時に，より強

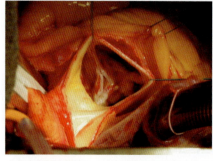 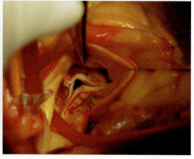

上行大動脈を切開し，左心室のほうを覗き込むと大動脈弁が見える．写真では3つある弁尖が著しく石灰化している．正常の大動脈弁は薄く，透きとおっている．

い圧力で押し出さないと血液が動脈のほうに流れていかない、そういった血流障害が生じている状態が大動脈弁狭窄症（AS）です。

　前頁の二枚の写真はどちらも大動脈を切開して左心室を覗き込んだところです。左心室の手前には当然、大動脈弁が立ちはだかっているのですが、もともとは透きとおるような薄さの三枚の弁尖が、120度ずつ均等に扇型に並んでいる状態です。二枚の写真とも三枚の弁は真ん中で合わさっているものの、モコモコと石のかたまりがこびりついているのがわかると思います。このような状態で左心室が血液を押し出して弁を開こうとすると相当に抵抗があります。左心室の圧力が大動脈弁を通過したら減弱してしまう、つまり圧損失が起こる、ということでもあります。血流が大動脈弁を通過する時の圧力の損失（圧較差）が50mmHg以上である場合、大動脈弁を人工弁に交換する大動脈弁置換術（AVR）が検討されます。圧較差が100mmHgにもなっている人もいます。圧較差は正確に心臓超音波検査で測定できる指標です。心臓超音波検査では圧較差以外に弁口面積も測定できます。大動脈弁が開いた時点の画像で測定しますが、これが$1.0cm^2$以下の場合、やはりAVRが検討されます。

　ASには、もともと生まれつき大動脈弁の弁尖が二枚しかない人がなりやすい、とされています。正常に三枚ある人がASになる確率は0.4％であるのに対し、二尖弁の人は50％の確率でASになる、とも言われています。

　二尖弁の人に起こったASの写真を示します。

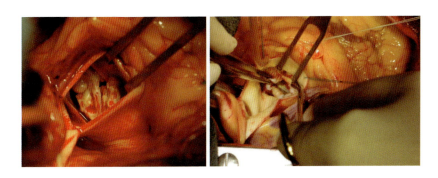

　上の右側の写真は大動脈弁を切り取っているところです。
　石灰化した大動脈弁を切り取って、そこに人工弁を縫い付けます。

下の左側の写真は人工弁に糸をかけているところです．下の右側の写真は人工弁が縫い付けられたところです．
　切開した大動脈を縫い合わせて手術は終わりです．

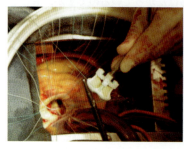 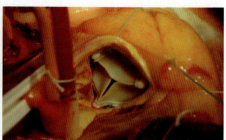

　以上の写真で大動脈弁置換術（AVR）のだいたいのイメージはつかめたと思います．
　AVRは大動脈弁閉鎖不全症（AR）の患者さんにも行われます．ARの場合，やはり心臓超音波検査の指標で手術の必要性が決定されます．
1．心臓超音波検査でARがⅢ度以上
2．心臓超音波検査でLVDd（左心室拡張末期径）が55mm以上の左心室拡大が見られる患者

以上の二つを満たす患者です．ARでは冠動脈疾患（狭心症）の合併は稀です．
　どちらも手順はまったく同じです．ARの場合，大動脈弁の弁尖を切り取る時間が2〜3分程度で済みますが，ASでは写真でわかるように，石灰化した部分をすべてきれいに取り去る必要があります．

◆大動脈弁置換術の術前情報

大動脈弁狭窄症では，
1．圧較差はいくらか？
2．弁口面積はいくらか？
3．冠動脈の病変が合併していないか？（合併していれば冠状動脈バイパス手術も行います）
4．心室頻拍（Vt）の発作がないか？

ということが病変を決定付けるキャラクターです．激しい狭窄が放置されていた状態では左心室の壁が非常に分厚くなっていて，術後に致死的不整脈が出現（心室細動）する危険性が高まります．術前に心室頻拍の発作が確認されているか，あるいは失神発作などでそれが疑われる場合も，術後の致死的不整脈に要注意です．

❷ 大動脈弁置換術の術後ケア

大動脈弁置換術（以下，AVR）の術後のケアとして，最も知っておかなければならないのは，

突然の急変があり得る

という伝説めいた危険性です．とはいうものの，これは非常に稀です．しかし起こるものなのです．理由はわかりませんが，とにかく術後数日のうちに病棟で突然心停止して亡くなられた患者さんを研修医時代からはじまって海外でも，帰国してからも，何人も経験しています．さまざまな術者，環境でも，まったく何の前触れもなく，突然心停止しました．AVR以外の患者でそのようなことは起こったことがありません．

①手術の際に大動脈に送血管を挿入した部分が突然破裂した？
②冠動脈のスパスム（攣縮）？
③分厚くなった心筋に術中の心停止の影響で何かが起こり，心室細動になる？

筆者が経験した患者さんではそれぞれ理由が違っていて，たまたま皆，AVR後であり，突然の発症であったのかもしれませんが，世界中で多くの心臓外科医が経験しているようです．非常に稀ですが，そういう事態はAVRでは起こり得るのだ，ということを念頭に置いておくべきです．

また，一般的に言っても，AVRを受ける患者さんでは，

大動脈弁狭窄症なら肥厚した心筋

大動脈弁閉鎖不全症なら拡大した左心室

というのが土台にありますから，とにかく心室性不整脈の出現には目を光らせる必要があります．

また，そんな状態の左心室が心房細動になったらどうなるでしょう？　すぐに参ってしまいます．うまく拍出できない，ということでやはり心室細動に移

行する可能性が普通の患者さんよりはるかに高い，ということを頭に叩き込んでおいてください．臨床現場で遭遇する心室細動の前触れの状態として，多くの患者さんでは有名な R on T やショート・ランから移行する，というよりも，心房細動から移行する場合も相当にあります．

　AVR のあと，患者さんの心房細動は心室細動（Vf）に移行するかも…と恐れおののいてください．

2 僧帽弁の手術と術後管理

　僧帽弁の手術は僧帽弁形成術（以下，MVP）に尽きます．もちろん弁置換になってしまう僧帽弁疾患もありますが，現在では圧倒的に僧帽弁の手術といえば MVP でしょう．ちなみに術後の経過や管理は僧帽弁の形成術でも人工弁置換術でもほぼ同じです．

　僧帽弁形成術は僧帽弁閉鎖不全症の患者に行われます．MVP が行われる僧帽弁閉鎖不全症には大きく分けて二つのタイプがあります．
　①左心室の拡大や tethering による僧帽弁閉鎖不全症
　②僧帽弁逸脱症による僧帽弁閉鎖不全症

❶ 左心室の拡大や tethering による僧帽弁閉鎖不全症

　左心室の拡大で僧帽弁逆流が起こる…という状態は，根本の問題として左心室の動きが悪い，という状態です．左心室の動きが悪いせいで左心室が拡大してくるのです．左心室の動きが悪くなる理由は，①心筋梗塞で心筋が部分的に壊死してしまい，パワーが落ちてしまった，②原因不明で，とにかく心筋が全体に動かなくなってしまった，というものです．これを拡張型心筋症とよびますが，これはとにかくそういう状態である，ということを言っているわけで，原因を説明しているものではありません．というか，原因がわからないのでそういう名前にしています．原因がわかれば対策も立てられようというものです．しかし予防法はありません．治療法もありません．拡張型心筋症はお手上げの状態なのです．

拡張型心筋症でなくとも，心房細動で左心室が拡大して僧帽弁閉鎖不全が起こる場合もあります．こういった場合は人工弁輪を縫い付けるだけで逆流は止まります．

●僧帽弁輪形成術の実際

左心室の拡大が起こると僧帽弁の収まっている僧帽弁輪が拡大して，その面積を僧帽弁全体でも覆いきれなくなる，という仕組みで血液の逆流が起こります．そういう場合の，少しでも状態を改善させる方法として僧帽弁輪形成術を行います．この状態であれば弁輪に人工弁輪を縫い付けて弁輪を小さくして，左心室の入り口にあたる僧帽弁口の面積を減弱させてしまえば逆流は止まります．

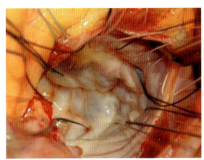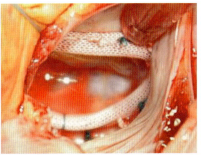

写真左：僧帽弁の弁尖に異常はなく，弁輪の拡大だけが逆流の原因と思われる．人工弁輪固定のための糸を弁輪にかけたところ．写真右：人工弁輪を縫い付けたところ．

ところがなかなかそうはいかない事情もあります．ご存じのように僧帽弁には腱索というヒモが付いていて，僧帽弁が閉鎖した時に左心房側に反転してしまわないように，乗馬の手綱（たづな）のように僧帽弁を引っ張っています．左心室の拡大は，僧帽弁の収まっている左心室の入り口の面積を水平方向に押し広げるだけではなく，縦方向，つまり心尖方向にも引き伸ばします．左心室が拡大すればこのヒモが僧帽弁を引っ張りすぎて，やはり僧帽弁が閉まらなくなるのです．この状態を tethering（テザリング）と言います．これが激しい状態では，弁輪で僧帽弁の面積を小さくすると余計にテザリングがひどくなって逆流が増します．僧帽弁置換術が無難な治療方法でしょう．左心室の動きがとにかく悪い，という場合，僧帽弁の逆流を止める以外に，拡大した左心室を両側からペーシングする CRT-D（cardiac resynchronization therapy +

defibrillator）の植え込みなども行います．心房細動になっている時は，メイズ手術（後述）でその回復を図ります．

このように，僧帽弁逆流の手術でも，その背景には慢性の心房細動や左心室の収縮力不足がある，つまり大なり小なり低左心機能状態にある患者さんである，ということで，僧帽弁だけの疾患と言える僧帽弁逸脱症に比べて術後管理がより濃厚になる，と理解しなければなりません．

❷ 僧帽弁逸脱症に対する僧帽弁形成術

僧帽弁逸脱症というのは，正確には部分的な逸脱です．

つまり僧帽弁のほんの一部がおかしい，閉まらない，という状態です．これは例えると，歯医者さんに行って歯を抜いたあとで水を飲むと，まだ麻酔がかかっている部分の唇が麻痺していて水が口から漏れてしまう，大半の唇は大丈夫だけれど，ごく一部が閉まらない，ちょうどそのような状態です．

僧帽弁は二枚の弁，すなわち前尖と後尖でできています．面積は前尖が圧倒的に大きく，僧帽弁の逸脱は多くの場合，後尖の一部に起こります．逸脱している，とは「はみ出している」という意味です．弁が閉まらなければならない左心室の収縮期に，一部が左心房側にはみ出してしまい，そこから血液が逆流する，という状態が僧帽弁逸脱症による僧帽弁閉鎖不全です．

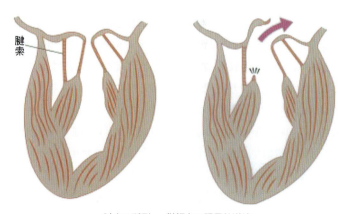

腱索の断裂 → 僧帽弁の限局的逆流

◆僧帽弁形成術の実際

 前頁の図は左心室を横から見た断面ですが,左の図でわかるように,腱索とよばれる丈夫なヒモが僧帽弁の弁尖をつなぎとめています.右の図は腱索が切れてしまい,弁尖が左心房の方向に跳ね上がってしまい,血液が逆流する状態になっています.これを僧帽弁逸脱による僧帽弁閉鎖不全症とよんでいます.

 この後尖のはみ出している部分をクサビ状に(つまり三角形に)切り取って縫い合わせ,なかったことにしてしまう,というのが僧帽弁形成術(MVP)です.

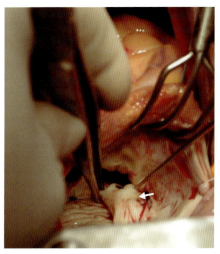
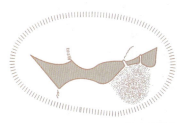

写真は僧帽弁を左心房側の正面から見たところ.後尖のピンセットでつまんでいる部分(左側)と神経鈎で持ち上げている部分(右側)の間が逸脱してる部分である(白矢印).右の図はその模式図である.

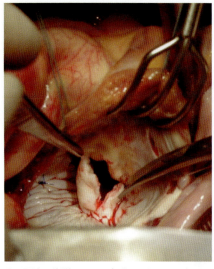 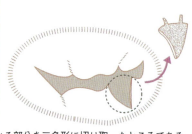

上の写真は逸脱している部分,つまりはみ出している部分を三角形に切り取ったところである.右はその模式図.逸脱している弁尖の部分は逸脱していない部分より分厚くなっている(肥厚している).

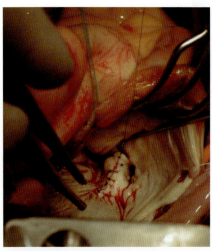 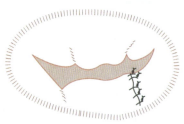

上の写真は「なかったこと」にしてしまうように,切り取って残った部分を縫い合わせたところである.右はその模式図.

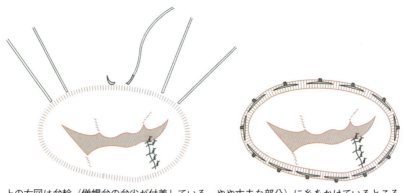

上の左図は弁輪（僧帽弁の弁尖が付着している，やや丈夫な部分）に糸をかけているところの模式図で，右図は人工弁輪を固定したところの模式図である．実際はこれに人工弁輪を縫い付ける．

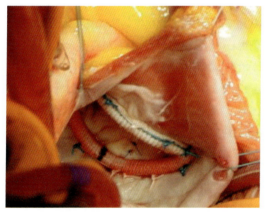

すべての弁形成の手順が終了したところ（完成）

③ 僧帽弁手術の術後管理

　僧帽弁手術の術後管理の特徴はなんといっても不整脈の管理です．

　多くの患者が術前から心房性（＝上室性）の不整脈を持っています．一過性のこともあれば，慢性の心房細動である場合も，手術のあとに出現する場合もあります．モニターをぼやっと見ていて「心房細動に移行した！」ということで患者本人が動悸などを感じるならば，それは本当に手術のあと，手術が原

因で起こった不整脈でしょう．心房を切除したりするとそれが刺激，または原因となって心房細動や心房粗動が起こることがあるからです．房室ブロックが起こることもあります．心電図で心房細動になっているのに患者が何も感じない，普段と変わらない場合，それは心臓，あるいは患者の身体が心房細動の状態にすっかり慣れている，ということです．

◆メイズ手術とは？

　僧帽弁の手術では，手術前に心房細動や一過性の心房性不整脈がある患者にはメイズ手術が行われます．これで多くの場合，心房細動が治ります．

　とはいうものの，慢性心房細動の患者さんでは
1. 術直後は洞調律でも翌日あるいは数日で心房細動に逆戻りする
2. 確かに心房細動は消失したが，心房がまったく収縮しないサイナス・アレストの状態で，そうなると房室結節の調律（ジャンクショナル・リズム）で規則正しいが徐脈，という状態が続く
3. 心房細動が消失し洞調律であるが徐脈

ということも起こり得ます．特に左心房が大きく拡大し，慢性的な心房細動の状態が5年以上続いた患者では，通常の洞調律にはまず戻りません．あるいは戻ったとしても一過性です．

　メイズ手術は効果がありますが限定的で，かえって術後の調律の状態が不安定になる，という印象を受ける事態も起こり得ます．

◆左心室後壁破裂

　左心室後壁破裂とは，僧帽弁の弁輪に人工弁輪や人工弁などといった硬いものを縫い付けることで，左心室が収縮する時に抵抗になって筋肉が破裂する現象…と考えられています．しかし本当は，人工弁輪または人工弁を固定する際の糸が後尖の外寄りのところですぐ裏を走っている冠動脈の回旋枝を貫いてしまう，ということで大出血が起こり，左心室の後壁が破裂したように見えてしまう，というものではないかとも言われています．とにかく手術が終わって心臓の後壁から突然出血が始まると，この左心室後壁破裂が考えられ，ほとんどの場合で助からないとされています．「左心室後壁破裂なんて下手な外科医がやらかすものだ」と思い込んでいましたが，筆者もついに1例経験しました．

この時は大きく後壁から人工弁の弁輪を貫通するようにマットレス糸をかけて一発で止血することができましたが，これは例外中の例外だと思います．

◆SAM（systolic anterior movement，サム）

　ダンスの先生のような名前ですが，これも左心室後壁破裂同様，心臓外科医が突然襲われる大惨事です．SAMとは僧帽弁形成術（MVP）のあと，僧帽弁の逆流は止まったものの，左心室の収縮期に合わさった前尖と後尖が一緒に前方に移動し，左心室の出口をふさいでしまう，という恐ろしい病態です．これも「下手な外科医が逆流を止めようと小さな人工弁輪を入れるから起こすんだ」と思い込んでいましたが，筆者もついに1例経験してしまいました．小さな人工弁輪だと起こしやすい，などと言われているのですが，サイズは33mmの大きなものを使ったにもかかわらず，起こしてしまいました．本当のところの理由はよくわかりません．この時は人工心肺離脱時に判明したので，人工弁置換術に切り替えました．循環血液量が足りないこと（hypovolemia；ハイポ・ボレミア）で起こるとか，カテコールアミンの使いすぎで心臓が収縮しすぎて起こる，などとも言われていますが，私の経験した例ではそのいずれの条件も満たしていませんでした．SAMが術後翌朝に発生した，という例も耳にします．

　僧帽弁形成術ではSAMが起こり得る，と考えるべきです．頻脈，低血圧などが兆候です．術後に発生した（術中は大丈夫だった）SAMはボリューム負荷で軽減する，という説が有力です．カテコールアミンを減らすのも有効と言われています．

第4部

説明の技術
—だから心臓は止まるのよ

声明（しょうみょう）

　あらためて説明の大切さを，お釈迦様の教えを借りて，述べさせていただきます．

　お釈迦様の教えでは，人間を苦しめる根本，つまり因縁の原因は二つあるそうです．二つとも人間の内側に潜んでいる病根です．それは煩悩と無明です．煩悩とは欲望のことです．無明とは「知恵がないこと」ということをいいます．

　ではどんな知恵があればいいのでしょう．お釈迦様は「五つの知恵があればいい」と言っています．その五つの知恵のことを五明（ごみょう）といい，声明，因明，内明，工巧明（くぎょうみょう），医方明と名前がつけられています．まず最初に来るのが声明です．言葉を覚えたり，音楽で表現することなどと説明されていますが，表現，伝達の技能，といった知恵と解釈できます．この五明のことについて解説された書物や講和では，必ずこの「声明」が一番最初に紹介されます．それほど大切だ，ということでしょう．人間は社会に暮らす生き物なのです．何を考えて何をやったのか，どう感じているのか，人に伝えられなければ話にならない，ということをお釈迦様は伝えようとしたのです．

　次に来るのが因明です．物事をあるがままに冷静に見つめ，何が事実であるのかをしっかり認識し，その原因を探る，あるいは理解する，というものです．論理的思考，ということです．

　次に来るのが内明です．これは思想・信条です．お坊さんなら仏教の教えそのものというところでしょう．

　そして工巧明とはいろいろな技術です．口うるさい理論派でも実際にやらせると何もできないような，ドン臭い医者は役に立ちません．

　最後に来る医方明とは「医のこころ」すなわち慈愛の精神です．他人に対するやさしさ，そして何事も受け入れる心の広さ，をいいます．病気やケガを治す方法の知識もここに入るでしょう．

　筆者自身はというと，煩悩のかたまりみたいな俗物で，偏見で物事を判断してしまう単純で幼稚な人間性の持ち主かもしれません．

　しかし何とか「声明」の実践をと，この本を著すことにした次第です．

1 看護師による患者への説明の大切さ

　看護師さんも患者さんやご家族に病気や手術のことを説明する機会があります．実際，患者さんも看護師さんのほうが話しやすいということもあるようです．
　患者さん，あるいはそのご家族といった，医療を受ける側への医療内容の説明は大変に重要です．

◆ 日本の医療裁判は「感情裁判」

　医療訴訟を戦っている患者さんの市民団体が調査したところによると，訴訟に至った一番の原因が「病院側から納得できる説明がなかった」というもので，80％以上のケースで訴訟を起こした一番の原因であったそうです．わが国の医療訴訟とよばれている裁判は，警察や検察が事件とみなして行われる裁判（刑事裁判など）ではなく，民事訴訟，すなわち患者さん側の意思で"提訴"するものです．その提訴に至る一番の動機が病院への不満，特に患者さんが亡くなったあとの，病院側の患者さん側への対応への不満ということであれば，これは感情的要因が提訴の原動力になっているといえます．つまり日本の医療裁判は「感情裁判」ともいえるのではないでしょうか．訴訟を続けている患者さん，ご遺族の大半は，「何が真実か知りたい」「病院側の対応があまりにも冷たく，死亡した家族への精神的いたわりが欠けていた」としています．しかし一方で筆者の個人的な印象では，医療裁判の大半は医療行為にさしたる過誤はなく，患者さんの思い込みにつけこんだ悪徳弁護士の濫訴，つまり「弁護士のしのぎ」にほかなりません．

　以上のことから，これから医療を行う側が学び取らなければならないことは明らかです．それは結果が期待に反して悪いものであっても，手術の経過や結果の原因をしっかり理解してもらうことに努めれば，感情的なこじれが原因の訴訟をできるかぎり防ぐことができる，ということです．反対にいえばどんなに最善の医療を尽くしたとしても，きちんと真摯に説明するという努力がなければ，望まれなかった結果に対してすぐさま訴訟を起こされてしまうこともあるのです．患者さんと真摯に向き合うこと，いや寄り添うこと，気づかいの言葉を交わすことの大切さが，ますます望まれていきます．

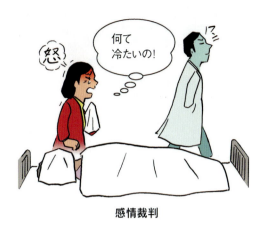

感情裁判

大学病院での手術死亡患者の遺族に届いた内部告発状
文面は感情的であり内容の真意・真贋は不明である．書いた人物は内容から ICU 看護師と推察される．

　一方，患者さんやご家族が医療ミスに気づかなくても，看護師さんからご遺族への内部告発のような手紙や発言が原因で訴訟に至る場合もあります．実はこうしたケースはたくさんあります．
　ある大学病院のケースで「患者が ICU で呼吸が停止した時，すぐに気管内挿管した」と看護師が説明したのは実は嘘で，当直医の居所が見つからず，研修医がもたもたおろおろしていた結果，患者は一命は取り留めたものの植物状態になったというのがありました．その嘘によって大きな大きな負のエネルギーが患者家族にわき起こったことは想像に難くないでしょう．

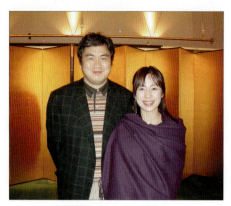

西田尚美さんと筆者

◈ 良識の最後の砦

　一部の病院では，技能の乏しい医者が権威という実態のない力で患者を縛りつけているようです．事実の隠蔽やカルテの改ざんといった行為が日常茶飯事なのです．多くの事例が物語っています．こういった医者の不正，犯罪行為，事実の隠蔽を告発する正義の代弁者に，看護師さんこそなっていただかなければ，病院は闇の中です．

　2003年10月から翌3月まで放映された「白い巨塔」（山崎豊子原作・フジテレビ系列）では，西田尚美さん演じる第一外科病棟主任看護師の亀山君子が裁判で偏りのない真実の証言を行います．この姿こそがわが国の社会一般の望む看護師さんの姿，といえるのではないでしょうか．看護師さんには良識の最後の砦であってほしいものです．

◈ 嘘の裏にミスがある

　ご家族が亡くなった，という状況ではなくとも，日常の臨床現場では患者さんはいろいろな方法で情報を集めようとされます．また情報の正しさを確認しようとされるものです．ある説明を医師から聞いて理解しても，同じ質問を別の医師にもう一度ぶつけてみたり，あるいは看護師さんに聞いてみたりしてその反応を確かめることを患者さんはやってきます．皆さんが患者さんとして病院に入院したら，おそらく同じ事をするでしょう．そういった状況でいいかげんな説明はかえって不信を招きます．

　われわれ医療者は常に真実に味方することで，真実も自分に味方してくれる

はずです．

■ 稚拙なカルテの改ざん例〜あり得ない言い訳

　ある総合病院で29歳の女性が出血性ショックを起こしました．証拠保全されたカルテの23頁には「6:55」という記載があって，収縮期血圧が60mmHgにまで低下して脈拍が140にまで上昇しているという，出血性ショックによるトーテン・クロイツ（死の十字架）状態が認識されたことが書かれています．次の24頁を見るとなんと最初の行には「19:30」，次の文章には「20:00」さらに次は「20:30」と書かれています．そしてさらにその次の25頁には同じ日付で「9:00」と時間が逆戻りしています．この「9:00」とは21:00ではないか，と誰しもが疑いなく思うはずですが，この「9:00」のあとはこれが午前9:00であったかのように，カルテ上はつじつまが合っているのです．裁判では，病院側はとある有名弁護士事務所を通じて**「午前7時30分を誤って19:30と記載した」**と主張しているのです．朝の7時30分ごろに「今何時？」と時間を聞かれて，「19時30分，いや間違えた7時30分ですよ！」などと言い間違える人がこの世にいるのでしょうか？　皆さんはこの裁判が本当にこの国で行われている裁判であるのか，信じられないと思います．患者側の弁護士に言わせれば「こんな理不尽な病院側の主張は医療裁判ではしょっちゅうです」ということで驚いた様子は一向にありません．「裁判所はいつも強いほうの味方」とのことです．筆者の個人的な感想ですが，ほかの部分の不自然な記載事項も含めて，おそらく病院はカルテの重要な箇所を全文頁ごと書き直したのでしょう．その際に「7時30分」を「19時30分」と書き間違えたのです．つまりカルテの多くの部分は病院側の創作ではないかと筆者は疑っています．誰しもがそう思って当然だと思うのですが…．

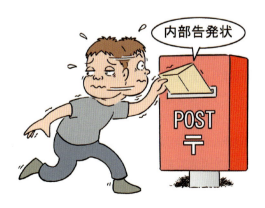

◆ 周囲に"主張しながら"医療行為を行う

　手塚治虫氏の漫画『ブラック・ジャック』に出てくる一つのストーリーを紹介します．看護師が院長の指示で患者にペニシリンを投与し，その患者が「ペニシリン禁忌」の患者であったため，ショック死してしまいました．院長は「そんな指示はした覚えがない！」と看護師に責任転嫁し，看護師は裁判で有罪になってしまいます．指示は院長が出した．しかし実際に注射するという行為を行ったのは看護師でした．ところが「そんな指示など私がするわけはないじゃないか！」と院長はしらばっくれたのです（「第7部　ミッションに応えろ！　シーン⑬　濡れ衣」参照）．

　こういった理不尽な事態に看護師さんはどう防衛するべきだったのでしょう？　医療行為の瞬間瞬間に患者さんにも「今から何のために何をするのか」をしっかり説明しながら薬を投与すればどうだったでしょうか？　こうした事態が防ぐことができたのではないでしょうか．極端な話ですが，「今からペニシリンを注射します．あなたはペニシリン禁忌だけど院長の指示でやむを得ず，投与します」と看護師が言葉に出して説明すれば，患者さんのご家族が聞いていてくれて証人になってくれるのではないでしょうか．「ちょっと待ってよ，看護師さん．どっかほかにいい病院知ってるでしょ．そこに移るからこっそり教えてよ」「いや私も，はじめからうちのようにいいかげんな病院はやめたほうがいいですよって言ってあげようと思ったんですけど」などといった会話が交わされるはずです．

　そのつど主張することで，こういった「濡れ衣」をかぶる必要はなくなるはずです．これまでは病院に限らず，日本の職場の「従業員」はすべてにおいて「よけいなことは言うな」という風潮でした．日本社会では労働者は「何もしゃべるな」だけでなく，「何も知るな！」，ついには「何も考えるな」という雰囲気もあったように思います．さらに，事態がこじれて裁判になれば必ず弱い立場のほうに責任が及びます．医者は責任をのがれ，看護師が罪をかぶるのが常なのです．こう考えると医療現場では，自己防衛の策を講じながら医療行為を行う必要があるのではないでしょうか．つまり，いつの瞬間も，周囲のできるだけ多くの人に"証人"あるいは"目撃者"になってもらいながら仕事を進めることが必要です．これは自分を律することにもなり，自然と気合いが入って仕事に打ち込むことができる環境ともいえるのではないでしょうか．皆が見

ている場では手は抜けませんよね．

　電車の運転士さんや車掌さんも自分の動作を声を出しながら確認して進めているのを目にすることがあるでしょう．

　患者さんや周囲の医療スタッフに医療行為の一つひとつをきちんと説明しながら実施することは，医療ミスを防ぐことにもつながります．

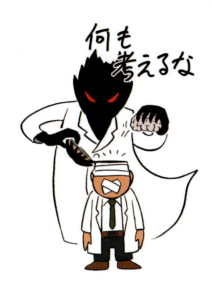

◆ 臨床現場で患者さんに説明を求められたら

　臨床現場で患者さんに説明を求められたら，まず自分がわかる範囲で正直に事実を伝える，ということが非常に重要です．患者さんは病院に医療行為を求めていますが，それ以上に納得と安心を求めています．そしてさらに具体的には，「正直な人」「自分の側に立ってくれる人」を望んでいます．説明なくして納得も安心も得られません．例えば大学病院であるという表面上の格式や，外来の待合室にシャンデリアやエスカレーターがあるということが納得と信頼を得る一番効果的な方法と信じて疑わない愚かな病院経営者もいます．また，「なんとか評価機構」とかいう怪しい天下り団体のお墨付きがあれば患者の信頼が得られると勘違いしている人もいるようです．しかし，断じて違います．

　「看護師だから患者に説明をする必要などない」などと考えている病院があ

るとしたら，それは医者も含めて「看護師はバカだからどうせ間違ったことを説明して，患者に誤解を与え，ややこしくなるだけだ」，と考えているめちゃくちゃな病院だと思います．あるいは医者だけが患者に正しく説明できる「権力と地位」を持っていて，看護師にはそんな資格などない，といった看護職を蔑視する考え方の病院です．自分の地位にしがみついて他人をやたら軽蔑する人というのは残念ながらどこの世界にもいます．そのような人ほど実は無能で，劣等感のかたまりの裏返しが他人をさげすむことにつながっているのです．力がないものほど空威張りするものです．このようなタイプは医者社会でも間違いなく信頼がありません．つまり「看護師はよけいな説明などするな」とすぐ怒鳴る医者は，他の医療者が自分の患者に接することをいやがる医者です．自分の医療に自信がないのです．劣等感のかたまりなのです．

　また看護師さんにも，「ひょっとして間違った説明をしてしまったら大変！」と思う人がいるかもしれません．確かに，よくわからない状況では説明できません．しかし時として患者さんは，他人とのコミュニケーションがとびきり下手な医者や威張ることしか能がない悪代官のような大学教授から説明を聞くより，看護師さんからやさしく説明してもらいたいものです．患者さんが説明を求めている場合は看護師さんの立場で説明できる範囲で説明してもらいたい，ということだと解釈するべきです．

　診療内容を十分理解していれば説明ができない理由はありません．試しに日本以外のどの国でも結構ですから病院に行って，働いている看護師さんに「何をしているんですか？」と質問してみたらいかがでしょうか．きっと丁寧で言葉を尽くした，自信をもった答えが返ってくると思います．来訪者に対して「誰？　この人？」などという，冷たい視線など絶対にあり得ません．どういった理論で，今，何を患者さんのために行っていて，それが今のところ調子よくいっているのかどうか，彼女たちはよどみなく自信をもって説明してくれるでしょう．

　彼女たちはいつの瞬間もプロとして自信に満ちあふれ，人生をエンジョイしているのです．

　「文化の違いだ」と反論する人がいるかもしれません．筆者には「能力」の違いと自信の表れとしか思えません．

2 説明の技術を支える8か条

　筆者はこれまで心臓外科医として，手術を受ける前の患者さんに，手術の必要性や方法，リスクを説明してきました．

　饒舌に説明できたように自分では思っていても，現実は反対です．手術が終わって患者さんが退院する間際に，「心臓の手術っていちど，心臓を体から取り出して，それから切ったり縫ったりするんですよね!?」などと質問されて「この患者さん，手術のこと，ぜんぜんわかっていなかったのか！」と，がっくりくることもしばしばです．筆者は日頃からそんな失敗ばかりを繰り返して落ち込んでいるだめ医者なのです．

　専門家が専門家として社会で認められ，生計を立てられるのは，専門家ではない一般社会の人たちのおかげです．一般社会の人たちが「なるほど，さすがに専門家だ！」と認めてくれなければ，専門医たり得ません．専門家の知識がない一般社会の人に認めてもらうため，専門家の仕事を理解してもらうことに労力を惜しんではならないと思います．もちろん医者もここで言う専門家です．患者さんに心臓外科手術のことを理解してもらうためにしっかりと説明するのは専門家の義務といえます．素人だからわからないままでいい，とにかく専門家だから任せておけばいい，などと一般社会が思っている時代ではありません．

　心臓の仕組みをよく理解しているだけではなく，人にどう説明すればわかってもらえるか，心臓病治療にかかわる医療人は噺家の落語を聞いたり，会合でのいろいろな人のスピーチを聞いたりして説明の技術を身につける必要があります．ちなみに原稿を棒読みしているだけの政治家の演説はまったく参考になりません！

　具体的には，

　① 相手の目をしっかり見て話す．

　② 前置きをだらだら置かない．

　③ ゆっくりとはっきりと言葉を発する．

以上です．めんどくさそうに話したり，いかにも自信なげに話す話し方は相手に不信感を与えます．自分が嫌いな相手は相手も自分を好きになるはずはありません．相手が嫌っていても，自分が好意的に接すれば，相手の態度は柔らか

くなります．

「大丈夫でしょうか？」と不安そうに患者さんの容態を聞こうとするのは，たいがいの場合患者さんの奥さんやお嬢さん，つまり女性です．自分の親が病院で大きな手術を受け，家族の一人として病院の廊下でずっと待っていたとして，やっとのことで医療側のスタッフから話が聞ける事態になった時，相手にどう接してほしいか，想像すればすぐに正解が出てくると思います．最悪の返事は「さあ？ 私はお答えできません．担当医に聞いてください」です．

さて，患者さんに物事を伝え，理解してもらう，つまり説明するにあたり筆者自身が失敗を繰り返してきた経験から，どう説明すれば理解してもらえるか，患者さんに勘違いされたら困ること，困らないこと，など大事なポイントがいくつかあると考えるようになりました．患者さんやご家族には，医学的知識の差もさることながら，医療を受ける側という絶対的立場の違いがあります．

それらを8か条にまとめてみました．

1条　知不知，知未知，知無知を理解すること

わからないことを説明しようとしても無理です．あまりにも当たり前ですが，説明する内容は自分で理解している必要があります．しかし患者さんは「医者や看護師は何でも知っているはずだ」と思い込んでおられます．このことが，すれちがいが起こりやすい原因です．病気や手術のことを質問されて「さあ，よくわかりません」と正直に答えたら，患者さんは「説明してくれなかった，何かを隠しているんじゃ？」と思ってしまうかもしれないのです．

まず自分が知らない知識について，皆さんは**知不知，知未知，知無知**の3種類ある，と覚えてください．そのうち**知不知については，説明できなければ職業義務放棄**ともいえます．

まず第一に，知不知（ふちのち）．自分が知らないだけで他のスタッフや医者，あるいはエラーイ（？）大学の先生なら知っているという知識．身近な例を挙げれば，ある薬の稀な副作用の報告などの知識です．知ろうと思えばネットで検索して知ることができるけれども私は今のところ知らないでいる，というものです．

次に，知未知（みちのち）．これはいまだに誰にも知られていない知識であるが，いずれ解明されるであろう知識です．医療でいえば，大学病院などで行われている研究や，身近な例を挙げれば拡張型心筋症の原因が何であるかといった知識です．

すなわち今のところはこれは誰にもわからない，という知識です．

最後に知無知（むちのち）．これは，およそ人間種が今後地球が消滅するまでの10億年間続くとしても解明されないであろう知識，という意味です．身近な例を挙げれば生命のしくみや，われわれの意識構造のしくみはどうなっているのか？などといった疑問です．これは誰にもわかるはずがないことなのだから，知ろうとすることが愚かである，という知識といえるかもしれません．お釈迦様のお弟子さんとの会話の一例としてよく紹介される話があります．ある時アーナンダという弟子がお釈迦様に「死んだらどうなるのですか？」と聞きました．お釈迦様は「私にもわかりません．しかし，今まで死ぬことができなかった人はいません．誰でも経験する必定です．安心しなさい．わからないことに不安がるのは意味のないことです」と説いたといわれています．

◆「大丈夫です」という医者の言葉の意味

「大丈夫だと医者が言ったから手術を受けさせた」

ある国立大学病院で7歳の子どもがフォンタン手術という難手術を受け，亡くなったのですが，手術のあと両親が大学病院を訴えようということで証拠保全申立書に添えた陳述書にそう書かれていました．この手術に先立って手術の説明が行われた時，実際の情景がどんなだったかは想像の域を超えません．しかし，「大丈夫です」という医者の言葉の意味は，大丈夫じゃないかもしれないから「大丈夫です」と言ったのではないでしょうか．先のことなど誰にもわからない，未来のことは知無知（むちのち）なのです．わからないことをあえて聞いてしまう，大丈夫と言ってほしい相手の願望に応える言葉，質問する側の気持ちを慮（おもんぱか）って発せられた「大丈夫」という言葉ではないでしょうか．裁判で訴えられそうになっていた医者は，それなりの人物であったのか，失礼ながら世間知らずで独善的な人格であったのか，わかりませんが，筆者は味方になって「命が危ないという局面で行われる手術であり，当然リスクはあったわけで，両親はそんなこともわからないまま自分の子どもに手術を受けさせたのですか!?」という意見をご遺族側の弁護士さんに伝えた記憶があります．

◆看護師の「大丈夫ですよ！」は最強！

ウィリアム・ハート主演の『ドクター』という映画があります．主人公はい

つも自信満々，順風満帆，5,000ccのベンツのクーペに乗った心臓外科医です．『白い巨塔』（原作・山崎豊子，新潮社）の財前五郎のようなイメージです．ところがこの心臓外科医ががんになります．そしていつもは見下していた同僚の医者に手術を頼むことになります．ちょうど財前五郎が里見脩二に自分のがんの治療を頼むような感じです．

ストレッチャーで手術室に向かう不安いっぱいのウィリアム・ハートに，いつも彼の手術を手伝っている看護師さんが声をかけます．

「大丈夫よ」

この一言に看護師さんの力が込められています．誰にもわからない，答えられないとわかっている患者さんの疑問に対して「大丈夫ですよ」と答える人，それはこの地球上で看護師さんしかいないのです．この大嘘はどんどんついてください．世界中の病院で，未来永劫，看護師さんは「大丈夫ですよ！」という心を込めた嘘（？）をつきまくるべきです．そのことに文句を言う奴がいて，裁判にかけられて「おまえは嘘つきだ！」と罵られても，別に気にすることはありません．看護師さんが患者さんのために「よかれ」と信じてついた嘘なら皆が誉めたたえることでしょう．

以上のように，自分にはわからない，ということでも3つのパターンの「わからなさ」があるのです．この点を十分に理解して「わからない」と説明するか，あるいは反対にわかりやすい大嘘をつくか，してください．お願いします．

2条　本当のことを説明する〜グッドラック・アンド・グッドバイではダメ！

先ほどの「（患者さんに手術は大丈夫かと聞かれて）大丈夫ですよ！」と患者さんに答えることはある意味では根拠のない明らかな大嘘（？）ですが，相手がまともな人なら根拠がないことはわかっています．嘘でもいいから「大丈夫！」と言ってほしい心情でもあるから聞くのであって，大丈夫かどうか絶対知りたいと思っているわけではないのです．ですから相手をだますための嘘ではないのです．

しかし相手が本当に知りたいことがあって，そしてあなたがそれを知っているにもかかわらず本当のことを伝えない場合，特にそのことを伝えないと相手が不利になるのがわかっているのに，わかっていることをわからないように答

えるということは，自分の側だけの利益・利得のために「相手を欺くための嘘」となります．

　例えば，

患者：「明日の手術なんですが，手術は成功するでしょうか？」

看護師：「当たり前でしょ．成功するに決まっていますよ（そんなのやってみないとわからないわ）」

と，ここまでは許せる嘘，先ほどの「大丈夫よ！」のように，あるべき看護師さんの思いやりともいえます．ところがこのあと，

患者：「執刀してくれる出鱈目先生のウデはどうなんでしょう？」

看護師：「さあ，私はよくわかりませんが…（出鱈目先生に手術してもらうのか…あの先生は，誰が見ても明らかに手術が下手だし…．物は投げるわ，性格も悪いし嘘つきだし，人望もない．この患者さんの耳にうわさは届いていないのかしら，かわいそうに，この患者さん，そのことを知らないで，この病院を選んでしまったのね．グッドラック・アンド・グッドバイね，この人)」※

という具合です．

　知っているならば教えてあげるべきではないでしょうか．自分の親なら絶対にこんな外科医に手術などさせない！ などと思っている場合，こうした事はどうしても隠すべきものではありません．案の定，手術の結果が悪いと，ご家族

※「グッドラック・アンド・グッドバイ」は昔，アン・ルイスさんが歌った名曲です．セクシャルバイオレット No.1 と同じく．

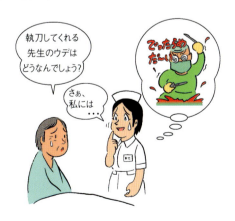

出鱈目先生の評判

＊ 第4部　説明の技術―だから心臓は止まるのよ　　55

はいろいろと詮索し，看護スタッフの顔色を窺い，「ははーん，そういうことだったのかっ．だったらどうして手術の前に教えてくれなかったのー！ 許せない！」となって裁判に発展するような気がします．

3条　患者さんからフィードバックすること

　説明の内容が本当に理解されているかは，相手の反応を見て確かめることができます．特に説明のあと，鋭い質問があるようなら当然，相手は深く理解しているということです．

患者：「バイパス手術って，バイパスのグラフトに使う血管は体のどっかからもってくるんですよね」

看護師：「そうです．胸板の裏側の内胸動脈とか下肢の静脈とかですね」

患者：「それならば，その血管に動脈硬化があったらどうするんですか？ 冠状動脈に動脈硬化があるんだからほかの血管に動脈硬化があっても不思議ではないですよね?!」

　こんな質問をしてくる患者さんは医者にとっても大歓迎です．おそらく手術のリスクも非常によく理解されていることでしょう．リスクが高い手術だからこそ，よく吟味したうえで私の手術を受けることを決断された，とピンときます．情報を集めて病気を自分で理解している患者さんというのは，当然，病院の情報も集めているはずだからです．このような患者さんには，手術の結果，大変なことになって「自分たちは医療に関して素人だから病院の言うがままに手術を受けた．あとで知ったことだが，この病院は年に1回ぐらいしか心臓の手術をやっていない零細病院だということじゃないか！ どうしてくれるんだ！」などということは起こらないのです．

　さて，先ほどの患者さんの質問，「バイパス・グラフトに使おうと思った血管に手術中，動脈硬化の病変が見つかることがあるのか，ないのか」という質問をされたらどう答えるべきでしょうか．情報が一般の人でも誰でも簡単に手に入る昨今，こんな質問が患者さんからこないとも限りません．すでに医者に質問している内容を，もう一度看護師さんに試して確認しようとする患者さんもたくさんいるでしょう．胸中，不安でいっぱいの患者さんはコミュニケーションを求めています．でもこの質問の場合，皆さんはおわかりだと思いますが，患者さんは「バイパス手術中に内胸動脈をバイパス・グラフトとして使おうと

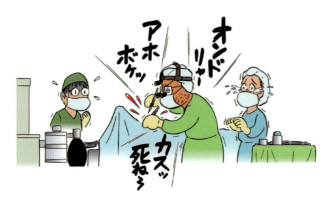

グラフトが詰まる理由
下手な手技

思ったら動脈硬化を起こしていて使えなかった過去の経験値」を数字で正確に知りたいのではありません．もし手術中にそんなことがあっても，速やかに何らかの対処ができるか否かの執刀医の力量，あるいはそんな事態に動じない度量を知りたいのです．質問されて返答に困ってしまって「さあ…．そんなこともあるんでしょうか…」などと看護師さんにリアクションされたら，患者さんは（何か事が起ればこの病院のスタッフは思考停止するんだな）と理解するでしょう．つまり「この病院のスタッフは型どおりに事が進まず，何かアクシデントが起こっても何ら対処できないのか」と疑問を抱き，不安になるでしょう．

　参考に筆者が考えるこの質問への回答として正解なのは，
「理屈でいえば患者さんの言うとおりです．でも私が知るかぎりはそんな患者さんは稀だと思いますよ．それに想定外のことが起こってもここの先生達はそれなりの対処ができますよ．安心してください」

　患者さんの質問の"バイパス・グラフトに使う血管に動脈硬化がある場合"は実際にあることです．特に腎不全で人工透析を必要としている患者さんでは高率にあるように思います．手術中は内胸動脈を傷つけてしまうこともあります．そのため急遽，別の血管で代用することもあります．

　不安を抱いた患者さんへのカウンセリングの常道！として，相手の意見をまず肯定する，というのがいわゆる説得のテクニックの王道です．またクレーム処理

の常道ともいえます．つまり「あなたは正しい．でもこういった事情もあることをさらに知ってほしいと思います」という主張をやんわりと行う，というものです．

4条　実るほど，頭を垂れる稲穂かな！

　病気や治療の説明を行った際，患者さんから思わぬ指摘を受ける場合があります．自分の考え違いを指摘されたら素直に受け入れて，次の手段を講じるべきです．
　例えば，
看護師：「心臓の脈が遅いからペースメーカーで刺激して脈を速くしています」
患者：「でもときどき脈が飛ぶんですけれども…」
こう言われて最悪の受け答えがあります．
　「そんなはずはありませんよ！　あなたのかんちがいです！」と頭ごなしに決めつけるリアクションです．無言で患者さんの訴えを無視するのも最悪です．
　正しい答えは，
「それはよいことを教えていただきました．ペースメーカーと患者さんご自身の脈が重なり合っているのかもしれません．モニターで注意して観察することにします」
という具合です．
　時に患者さんは素人で医学知識がないからと，はじめから聞く耳をもたない看護師の方もいます．特に権力構造がピラミッド化された現場では，医者＞看護師＞患者のように力関係が歴然としていて，監獄のような空間になっています（p iv）．そこで働く看護師は知らず知らずのうちにそのように教育をされていることもあると哲学者のM. フーコーも指摘しています．冠状動脈の正確な位置すら知らない医者であるにもかかわらず，医者の言うことは絶対であり，患者はそれに従うだけで，看護師は囚人である患者を見張る看守のようなもの，という図式で人間関係が形成されているような現場では，
「ペースメーカーで脈を速めに引っ張っているんだから脈が飛ぶはずがない．患者のかんちがいだ．いや，言いがかりだ．本当に困った患者だ．今度精神科に診てもらおう」という具合です．「脈が飛ぶ」という訴えを起こした患者さんはまるで大罪人のような扱いを受けることになりかねません．権威で押さえ

つけることをよしとする，昔ながらの病院では，患者さんもその冷遇ぶりを十分承知して入院して来ているのだから，そう問題になることはないでしょう．しかし今どきの病院ではどうでしょう？

　決して患者さんの訴えを頭ごなしに否定してはなりません．前条と同じく，まず相手の言うことを肯定することです．すぐに否定してしまうと，患者さんの不信感を買うだけでなく，とんでもない事故のもとです．実際にペースメーカーと患者さんの心臓本来の調律が競合していた実例を下に示します．ペースメーカーの過剰な刺激で心室細動を引き起こしてしまったのです．この患者さんはすぐに対処して事無きを得ました．しかし一歩間違えば，「あれだけ事前に本人が違和感を訴えていたのに！」と遺族から罵られ，裁判の法廷で申し開きをすることになります．頭ごなしに患者さんを否定すると，うらみを買うだけでなく，医学的判断を誤ることもある，ということです．

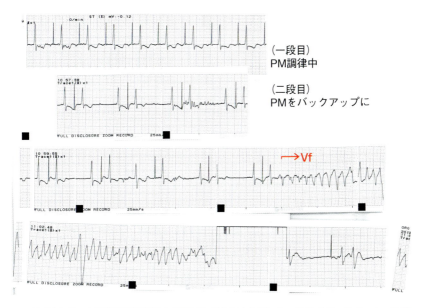

38歳男性患者．大動脈弁置換術後5日目に生じたアクシデント．体外式ペースメーカーの調律であったものが（一段目），バックアップの調律としてペースメーカーの設定心拍数を下げたため（二段目），R on T の状態を生み出し（三段目），Vf（心室細動）に移行した．

5条　他人の技を盗むこと

　他人の技を盗む，これほど簡単な技術の向上方法はありません．この場合の他人の技術とは何かというと「説明の技術」です．「説明の技術」で一番際立つのはやはり落語でしょう．かつては講談，浪花節などが大衆の娯楽として人気がありました．今でも聞く機会は探せばあると思います．そんな「噺」の，場面の説明の時の口上は秀逸です．セリフの間（ま），抑揚，そして何よりも言葉の無駄のなさは，他人に物事や事情を説明する，あるいは自分の立場や意図を説明する際，非常に大切なことです．

　そのほかにも，物事を説明する技術，人に話を聞いてもらう技術のお手本の宝庫が身近なところにあります．それはテレビのバラエティ番組です．「ビートたけしのTVタックル」や「たけしの本当は怖い家庭の医学」など，ご縁あって筆者自身，何度かこのような番組に出演させていただく機会がありましたが，そこでは台本などはなく，タレントさんとのやり取りで医療や病気の話が討論形式で行われます．放映（オン・エアー）の時間が30分ぐらいだとすると，収録している時間はおおよそその3倍はあります．おもしろいところを三分の一に凝縮して番組として放映しているのです．そこではタレントさんたちの「話術」のバトルが繰り広げられています．限られた時間で突然降って湧いてくる話題に瞬間的に反応して自分の意見を言う，あるいは笑いを取る，という話術でタレントの皆さんは生活してるのです．また，発言のタイミングというか間（ま）をうまく拾わないと，他の人の発言にかぶってしまい，結局放送では使えないことになります．内容や発言の一番初めの単語の選び方，発言を始める間（ま），いくつかの要素が満たされて初めてその人の発言がオン・エアーされるという，大変に厳しいものです．水面下の駆け引き，遠慮，あるいは嫌がらせもあるかもわかりません．収録の現場で筆者はいつもタレントさんたちのものすごい闘志というか，「言葉」に命をかけたプロとしての「気迫」を感じてしまいます．タレントさんの必死の仕事ぶりを見て，その技術の高さにいつもいつも感激しています．特に言葉の使い方の妙，聞き手の気を引く言葉の選び方，これにはいつも脱帽です．いちいち前置きして，「はっきりとはわかりませんが…」とか「さっきもお話しましたが…」などと話し出したら，その部分は全部ボツになります．

わかりやすい説明の仕方を学ぼうとする場合，ほとんど毎日のように放送されているトーク番組でのタレントさんたちの奮闘ぶりを見逃す手はありません．

6条　笑いを取ること

　時と場合によりますが，まずは笑うこと．笑顔は大切です．よほど厳しい状況で相手の悲しい気持ちに共感しなければならない時以外は，看護師さんは患者さんに笑顔で対応するべきだと筆者は思います．自分がいかに楽しそうに，充実して仕事をしているか，これ見よがしに見せつけることはお客さん相手の商売の基本です．そして笑いかける，というか微笑みかける，ということは相手を見下してはいない，あるいはこの場で相手とこの状況を共感しよう，という意思の表れです．ニコリともせずに（あなたは患者であり，私はあくまで看護師よ！　しかも大学病院の看護師だから偉いのよ！）という態度では患者さんの心は閉ざされたままです．

　時に患者さんの側から微笑みかけてくることもあるでしょう．どちら側から微笑みかけたとしても，相手がそれを無視するということは相手を強く拒絶する，という意思表示であることに疑いの余地はありません．その反対に，相手が微笑み返してくればありがたいものです．一応，同じ目線での話ができそうです．

　最近ではハゲとかデブなどといって個人の身体的特徴を嘲笑することをやめる傾向にありますが，こういった自分自身の身体的特徴を笑いのネタにして，その種のタレントさんのように活用して患者さんとのコミュニケーションを図っている看護師もたくさんいます．

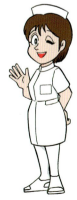

7条　あいまいな比喩表現ではなく，専門用語を正確に用いて説明し，覚えていただくこと

◆ 共通の言葉を用いること

　自分が使っている言葉を相手に伝えるためには，相手も言葉の意味を理解していなければ意味は通じません．そして言葉の理解がお互いに同じ意味で理解されていなければ，やはり意図が伝わりません．つまり相手が理解する同じ意味でその言葉を使うよう，配慮しなければなりません．特に専門用語を使う場合は，その点に十分注意して使わなければ，患者さんとの間に理解のずれが生じ，あとで思わぬトラブルにつながることもあります．

　よくある混同が「心筋梗塞と狭心症」です．心臓の筋肉が取り返しがつかないダメージを受けている場合が心筋梗塞で，まだ取り返しがつく状態であるのが狭心症ですから，重症度や予後などが異なり，ある意味ではまったく違う疾患を指す言葉なのですが，どちらも冠状動脈の病変から起こってくることや，治療方法としてカテーテルで治療するかバイパス手術をするかのいずれかを行うということからは同じ病気ともいえます．

　患者さんのご家族から「さっきはまだ狭心症の段階だと言われたのに，今あなたは心筋梗塞だと言った．どちらが本当ですか」などと詰め寄られることはしょっちゅうです．狭心症の段階でも心臓が動きを弱めた状態になってしまう急性冠症候群（ACS）という状態もありますから，患者さんやご家族に説明する時にはスタッフが統一した用語を使うか，あるいは両方，つまり「狭心症でもあり心筋梗塞でもあります！」と言ってしまうのがいいと個人的には思っています．このようにまず最初に医療スタッフ側の中で共通の言葉を使う必要があります．

　また患者さんに対してある程度の専門用語は絶対に用いるべきだと思います．患者さんはもちろん医学知識がないのですが，それでも必死で理解しようとします．特に患者さんの容態が悪い時，一生懸命メモを取ったりしながら理解しようとされます．それに対して病院スタッフはただただ口頭で説明するだけ，というのもおかしなものです．何かメモ書きのようなものを患者さんにお渡しすることは非常に有効だと思います．

ある医療裁判でのケースでは，患者さんは気管切開などを行った状態で一進一退の状態が長く続いていました．ご家族は 24 時間患者さんに付きっきりというわけにはいかないので，看護師さんや医師とご家族の間で意思の疎通のため交換ノートをつけることにしたそうです．患者さんはついにお亡くなりになったのですが，この時，その交換ノートを病院側が取り上げてしまって返そうとしなかったため，その態度にご遺族の怒りが爆発して「医療行為全般に問題があった」と訴訟を決意したそうです．

　さて，患者さんに対してのみならず，医療の内容を説明するという動作では双方に共通の言葉を使わなければならないのですが，これが医者同士，看護師同士ですら，同じ言葉がそれぞれに違う意味で理解されていたりします．

　例えば「手術死」という，手術が原因で患者さんが亡くなった，と解釈されるべき状況を表す言葉においても，どんなに絶望的な状況でも，手術室を出る時に患者の心臓が動いてさえいればこれは手術による死亡ではない，と主張するアホな大学教授がいました．そんなことを強弁しなければならないのですから，その大学教授が執刀する手術では，手術のあとすぐに亡くなる患者さんがよほどたくさんいらっしゃるのでしょう．

◆ むやみやたらな俗語の使用は避けること

　俗語の使用についても注意すべきです．例えば大学病院の看護師さんが使う和製英語に「フィーバーアップ」という，意味が不明どころか，まるでセンスのない俗語があります．体温（テンプラチャー，BT）がアップ（アライズ）ということで"発熱"という意味なのだと思いますが，フィーバーだけで発熱という意味です．またアップという言葉は"上がる"という意味よりウォーミング・アップのように"完了する"という意味ですから，フィーバーアップならば「発熱は治まった」という逆の意味になります．このような誤った，あるいはピントはずれのダサくてこっけいな和製英語を作り出す土壌が日本にはあります．「発熱」というわかりやすい言葉をあえて用いず，不可思議な造語を使いたがる習性は，集団のメンバーとして認めてもらいたいと常にあがいている劣等感の表れではないでしょうか．それは患者さんにとっては理解を妨げるだけのものでしかありません．

　…かくいう筆者も以前フランスの手術室にお邪魔した直後から，筆者の手術

では「針と糸」を「ポルト・エ・ギュイーユ」，ピンセットを「ディセケー」，その後ウィーンに行ってからは鋏のことを「シエッラ」（鋏をクーパー，鉗子をコッヘルというのも現実には「アリエネー」恥ずかしい和製ドイツ語みたいですね）とよぶことにして悦んでいます．困ったものですね．

8条　全き人であること

主はアダムとイブの最後の子であるセトの子孫ノアとその家族だけを大洪水から救いました．その理由はノアが全き人，つまり善人であったからです．自分の利益のために人を欺くための嘘を言わない人，いつでも誰に対しても公正な態度で接する人，これが全き人です．医療現場に一番必要なことでもあると思います．

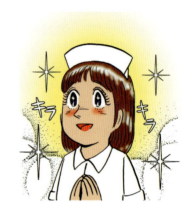

筆者はこのことを倫理，いわゆる小学校の先生が道徳の時間に生徒を諭したり，あるいは女の子の学級委員が「ナブチ君は掃除をちゃんとやらないのでいけないと思いまーす！」という単純な「善か悪か」という理屈の意味合いで言っているのではありません．最大限利己的に見て，つまり自分かわいさの極致から，医療現場では絶対に嘘はついてはいけない，と確信しているのです．嘘をつけば必ずばれます．嘘がばれたことで罰せられたりひどい目に遭わなくても，周囲の信用を失います．努力が無駄になり，自分の価値がなくなってしまうのです．人生の価値，今生きている自分の価値，自分にしかできない，自分ならではの仕事の価値，これは自分が一番よく知っているはずですし，自分でその価値を見出すものですが，ミスを隠蔽し，事実を曲げて自己洗脳してしまい，「無かったこと」にしてしまうことで，自分の中で独特で非常識な幻想の世界が出来上がっていきます．

ただし，正直なところ，おそらく誰しもが大なり小なりのミスを経験し，自分を欺き，周囲を欺いた経験があるでしょう．正直に白状すれば，実は筆者自身もそうです．自分のあのばかげた行動，怠惰な行動，幼稚な行動，衝動に負

けてしまった行動で患者さんが死んでしまった，いや患者さんを死なせてしまったのではないか，という疑念は生涯脳裏から消え去ることはありません．

「今の自分は全き人ではないかもしれないが，明日は全き人であろう」，と願う毎日，これが重要だと思っています．

> ### 口ベタの美徳
> 「それはダンナ様の命令でがんすか？ 命令ならしかたありましね」
> 松たか子さん出演，藤沢周平原作の映画『隠し剣 鬼の爪』で一番印象に残ったセリフです．日本の映画の素晴らしさの一つに口ベタ同士のラブシーンがあります．飾らない．多くを語らない．素朴な言葉でその奥に秘めた壮大なエネルギーを表しています．「語らない」，時にはこれも「絶妙の表現」となり得るのでしょう．

第5部 術後管理は術後成績を左右する

Ils ne savent toucher le Cœur qu'en le froissant.（Stendhal）
人の心に直接触れるとき，傷つけないではすまないものだ．（スタンダール）

1 術後のダメージを癒す術後管理

　心臓外科手術とは心臓のために良かれと思って行うものです．しかし最小限であれ，必ずいくらかのダメージを心臓に与えてしまうものです．本書の第1版の「はじめに」の最初にはスタンダールの『赤と黒』のくだりを紹介しました．

　「人の心（心臓）に直接触れるとき，それを傷つけないではすまない」

　家庭教師として市長の家に住み込んだ青年ジュリアンと，市長の夫人ルイーズとの恋の鞘当てを象徴的に表したものです．「あるフランス人の言葉」として原文では紹介されています．心臓外科手術も同様に直接心臓（人の心）に手が触れるわけですから，いくばくかのダメージを与えてしまうことは避け得ません．そのダメージを癒すのが術後の管理だと思います．

　では実際にそのダメージとは，どういうものなのでしょうか．

　まず，体に傷をつける，というダメージがあります．心臓外科手術では心臓を露出させるため，胸骨正中切開といって，胸の真ん中に切開を加え，その下の胸骨という骨を縦切りにします．胸骨は20cmほどの長さがあり，これを電気のこぎりでウィーンっと切断するのです．さらには人工心肺という奇妙奇天烈な装置を取り付け，人工的に体中の血液を循環させます．そしてスタンダールの指摘するように，「心臓の手術を受けなければならない！」という事態が，患者さんの心にも大きな傷をつけている可能性があります．心臓外科手術が成功裏に終わるためには，そうした手術によるダメージが癒される必要があるのです．

　今日，心臓外科手術の成功率は高く，術後の管理でつまずいてしまう患者さんはめったにいない状況となりました．技術の進歩，先人の多くの努力と失敗の積み重ね，知識の拡散がもたらした結果とも言えますが，言い換えればある程度のダメージをも通常は平気で撥ね退ける，あるいは寛容する力が患者さんの体にもともと兼ね備わっている，ということかもしれません．

2 術後管理は看護師が主役！ 医者はすっこんでろ！

　心臓外科手術は医者が行います．しかしその術後管理がしっかりできていないと患者さんは元気に退院できません．術後管理の水準も心臓外科手術のクオリティといえます．つまり心臓外科手術の内容そのものを左右するものなのです．その術後管理の重要な部分を担うのが看護師さんです．ただし筆者は看護師さんを病院の付属物，使い勝手のよい道具と位置付けて，その性能を高めるための知識を得ていただこうと，この本を書いたのではありません．手術は医者がやらせてもらうのですが，あくまで看護師さんたちに援助，場合によっては指導していただいて医療をやらせていただいていると思って書いています．術後に目が覚めた患者さんへの最初の声かけ，不安除去のための看護介入から看護師にしかできない看護力を大いに発揮すべき状況が実臨床では満載です．つまり筆者は心臓外科医として「下手な手術をしても看護師さんに治してもらおう」などと"他力本願"を願っているのです．心臓外科手術の手術をさせてもらった患者さんを，退院まで看護師さんにゆだねて，手術で痛めつけてしまった代償分をなんとかカバーしてもらおう，と考えているのです．

　看護師さんは継続して患者さんを診ます．時たま病棟にやってきて患者を診る医者は「点」でしか診ていません．患者を「面」で診ている看護師さんが唯一，患者の状態を掌握していると言えましょう．胸水が貯まっている，熱が出ている，血圧が…脈拍が…，これらは画像や数値に過ぎません．一番大切なのは，「患者さん，どうなの？ いいの？ わるいの？」これに答えられるのは看護師さんしかいないのです．

　本書を著した理由も，より医者が楽に手術ができるよう，あるいは場合によっては医者が下手を打っても看護師さんがその独自の能力でカバーしてくれるよう，そういった考え方を身につけていただこうと，僭越ながら書かせていただいています．

「家貧しくして孝子現れ，国乱れて忠臣現る」
（家が貧しいことで本当に親思いのよい子が育つ．国が乱れてばらばらになると，すごい政治家が現れる）

この格言に従えば，「（筆者のような）下手な心臓外科医のもとには有能な看護師あり」ということもいえます．

　筆者は手術の時も，そして手術のあともいつも患者さんに何かあったらどうしようと不安です．いつも不安で不安でしかたがありません．常に最善の注意と技術，そして判断でもって手術に挑むように集中していますが，不安で怖くてしかたがないのです．

　そんな外科医にとって，なんとか手術をさせていただいた患者さんを預かって回復と復帰に向けて手厚く保護してくれて，場合によって命を左右する徴候に気づいて教えてくれたり，対処してくれる看護師さんの存在はとても大きな支えです．「術後管理は看護師が主役！ 医者はすっこんでろ！」という気概を一人でも多くの看護師さんが持ってくれることで，心臓外科医は本当に助かるのです．

　インドネシアで縁あって，冠状動脈バイパス手術を受けた有力な財閥の総帥に出会う機会があり，帰国後しばらくして手紙をもらいました．そこには，「返事が遅れて申し訳ない」という文面で，「どのような汚水もすべてを飲み込んで命の源に代えてしまう大海のように，寛大な心で…」などという，これぞ修辞法の極致，ともいうべき言葉が書かれていました．まさに看護師さんには，さまざまな状態の心臓外科手術後の患者さんを，清濁併せ川のすべてを飲み込んでそれでもびくともしない「大海」のごとき寛大さで受け入れ，命を吹き込んでいただきたいと願う次第です．

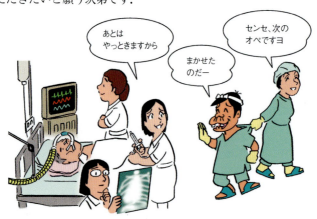

下手な心臓外科医のもとには優秀な看護師？！

3 術後の患者を「診る」基本

「五感」で患者さんを診る

　例えば比較的状態の良好な患者さん（後述する楽勝ケースの患者さんなど）であっても，しっかり患者さんを診ていなければ看護師とはいえません．だいたい医者は，忘れたころにフラッと患者さんを見に来るだけです！　看護師さんはベターっと患者さんにくっついて常時観察しているものと相場が決まっています．「そんな理不尽な！」などと怒る人はいないでしょうが，「それなら看護師は医者より患者のことをよく診ているもの．だから医者は看護師に敬意を表し，看護師の観察，あるいはカンみたいなものをもっと信用すべき！」という意見や，理解もしていないし知りもしないくせに偉そうにひょこっと顔をだして「いやー，患者さん落ち着いているね！」などと勝手に思い込まないでほしい！　落ち着かせたのは私なんだから！　と感じている看護師さんはたくさんおられることでしょう．まったくそのとおりです．

　ところで看護師さんの直感みたいなもの，つまり「この人，なんか変です！」「顔色悪いです！」という判断は本当にあたっています．急変の前徴であったこともしばしばです．血圧が下がっているとか尿量が少ないとか，見れば誰でもわかることをプロの看護師さんに教えてもらおうとは思っていません．つまり「五感」で患者さんを診るということに尽きるのですが，「五感」で患者さんを診るために一番大事なことはまず経験を積むことです．その具体的な数はまず100例．ICU看護師が術直後の患者さんの管理を1年で100例程度は経験できる施設でなければ「実学」を身につけたまともな看護師には絶対になれないと思います．症例数が少ない割にスタッフがたくさんいすぎる病院に勤務している看護師さんはモノにはなりにくいと思います．看護管理やリスクマネジメント，感染対策などの「座学」を勉強して管理職を目指すべきかもしれません．

❶ 非常に具体的な「患者を診る」方法

　心臓外科の術後，多くの患者さんは肺動脈にスワン・ガンツカテーテルが留

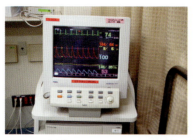 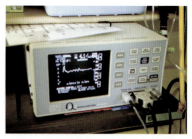

図5-1（左）◆ モニター：心電図，肺動脈圧，中心静脈圧（CVP），サチュレーション，マンシェット型間欠的自動血圧計なども一体となったものが主流である．

図5-2（右）◆ スワン・ガンツカテーテルに連動する持続心拍出量（CCO）測定装置のモニター

置され，肺動脈圧や，左心房圧を反映すると考えられる肺動脈楔入圧（PCWP），心拍出量が測定可能な状況になっています．指先で測定する酸素飽和度も心電図や動脈圧同様，必須のモニターです．

基本編

1）ポリコーダー

　心電図，血圧（マンシェットによる間欠的測定と動脈圧ラインからの持続測定），肺動脈圧（スワン・ガンツカテーテルによる），中心静脈圧（CVP），体温，血液温度（スワン・ガンツカテーテルによる），酸素飽和度（サチュレーションモニター），呼吸回数，などを一画面で常時表示してくれるモニターがあります（**図5-1**）．スワン・ガンツカテーテルによるものでは5分ごとに機械的に自動で心拍出量を測定して表示してくれるものもあります（**図5-2**）．

2）呼吸音，手足のむくみや色調，温度，触った感触

　これらはまさに手で触れる，目で見る患者さんの体の所見です（**図5-3**）．
　・呼吸音：両肺が換気できているか？
　・手足のむくみや色調：心不全，人工心肺の影響で手足はむくむ．末梢循環不全では下腿などに独特な赤い斑点が出現する．低心拍出量症候群では足のつま先が紫色に変化する．

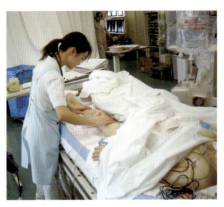

図5-3 ◆ 患者の体温を調べるには，患者に直に触れてみることが一番正確な情報を得る方法である．特に末梢組織の循環状態は手で触れなければわからない．同時に皮膚の緊張や湿り気，色調が有用な情報として入ってくる．モニターの数字を追いかけるだけでは単なる「記録係」で終わってしまう．

・手足の触った感触：皮膚の乾湿や発汗の有無．筋肉の硬直の有無．

　触った感触という点では，筋肉の硬直の有無や小さな痙攣などの有無も確認できる場合があります．腹部の硬さ，やわらかさも大切な情報です．筋肉や腹部などに大変なこと，例えば壊死が起こっている時，触るとカチンカチンになっている場合があります．

　何かあったら，あるいは何かあるなと思ったらまず患者さんに触れること，話しかけること，です．そして誰かを呼んで一緒にその現象を確認してもらうことも必要です．

3）尿量やドレーンからの出血，あるいは排液量

　尿量は心臓がしっかりと腎臓に血液を送っているかどうかの指標です．また人工心肺等を使用している場合では尿量から利尿薬にどう反応しているか，ということもわかります．これは大切な要素です（図5-4）．一般に人工心肺の侵襲で著明な浮腫を起こし機能障害に陥ります．また全身組織に漏れ出た水分が術後12〜36時間の間に血管に戻ってきて，それが尿として大量に排出される"利尿期"が観察されます．

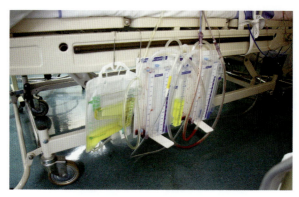

図5-4 ◆ 患者のベッドの脇に置かれたドレーンの貯留槽．左端は尿の貯留槽．

　通常，術直後では1時間あたりの尿量を重視します．心臓外科手術後の患者さんがICUにいる時，「尿は出ている？」と医者が尋ねたら，直近の1時間の尿量を教えてあげてください．今までどれぐらい出たか，数時間の総量を聞いてもあまり参考にはなりません．人工心肺を使った症例であれば，1時間で体重1kgあたり3ml程度（体重50kgなら150ml）以上の尿量であれば，問題のない状況です．off-pump CABGの場合は尿量の維持については，比較的それほど心配はいりません（多くても少なくても気にしないでいい）．

4）体温

　術後体温は低い傾向にあります．特に四肢の体温は，手術室から帰室してすぐは，スワン・ガンツカテーテルが測定してくれている血液温度（通常は37～38℃）よりも相当に低く，30℃前後の時もあります．これが末梢循環の改善により徐々に上昇し，2～3時間で皆さんの手と同じぐらいの温度になるのが普通です．手足が温かくなり，まさに生気を取り戻した，ということでしょう．出血が続いている時や，低心拍出量の場合は，なかなか手足の温度は上昇しません．

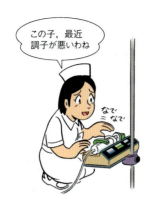

医療機器を看護する看護師

5）薬剤の投与量確認

　これって看護師さんの仕事でしょうか？ 看護師って患者を診る仕事だと思います．患者さんを看護する仕事であって，お手伝いさんではありません．薬剤の投与はその道のプロがやるべきではないでしょうか，などと昔から筆者は屁理屈をこねています．ドパミン量や点滴の速度を調節したり，輸液ポンプのアラームに振り回されることよりも，ずっと患者さんを診ていることのほうが本来の看護師さんの仕事であるべきです．現状ではまるで，輸液ポンプや呼吸器といった，**医療機器を看護しているのが ICU の看護師（図）**，ではないでしょうか．

　しかも，医療ミスで最も多いのが看護師さんの投薬ミスです．他の職種に比べて圧倒的に患者さんに対して実際に治療を施す機会の多い看護師さんですから当然なのですが，なんとも理不尽だと思います．最近では病棟に薬剤師がいて管理をしっかりしてくれる環境の医療機関も増えつつあります．

　術後に投与されることの多い薬剤については，別項（→ 89 頁「②血行動態管理に欠かせない薬剤知識のまとめ」）にまとめましたので，参照してください．

▶応用編

　さあ，ここまで各種モニターやバイタルサインの見方を述べてきましたが，

ここで角度を変えてみてみましょう．それらを総合して術後の意識の覚醒がなく，人工呼吸管理下（施設によっては手術室ですぐに抜管するところもある）にある患者さんの，すなわち"何を診るか"というと，やはり呼吸と循環なのです．

1）呼吸管理

　出血の有無や心臓機能の状態など，手術が終わったあとの状態を見極める意味で，冠状動脈バイパス手術（CABG）後に ICU にて人工呼吸器で呼吸管理をする期間はある程度は必要であるという考え方が主流だと思います．しかしその期間がどれくらい必要かいうことについての解釈が医師によりまちまちで，一晩でも短いと考える心臓外科医もいれば，2～3 時間でも十分だという心臓外科医もいます．筆者は人工心肺を用いない off-pump CABG の楽勝ケース（→ 100 頁「①楽勝ケースの術後管理」）の場合，2～3 時間で十分ではないかと考えます．人工心肺装置を用いた CABG の場合でも，3～4 時間であれば，出血のないことを確認して人工呼吸器から離脱することはそう困難ではありません．

　ところでかつて医師法では医師でなければ気管内挿管をしてはならないとありましたが，しっかりとトレーニングを受けれない看護師も可能となりました．

◆ 人工呼吸器管理のエッセンス

　❶ 呼吸モード：SIMV ＝人工呼吸器が空気を気道に押し込み，排気する．SIMV の S は Synchronize で，もし小さな呼吸があればそれを感知して，そのタイミングで空気押し込みを開始するというもの．一分間の呼吸回数（RR）や気道内圧，排気のタイミングなどを調節するが，だいたい施設でワンパターン．

　❷ 酸素濃度：100～40 ％の範囲で調節する．40 ％で動脈血酸素分圧（PaO_2）＝ 100 mmHg くらいが健康な肺（肺胞）だが，"酸素化"が悪いと酸素濃度を 60 ％，80 ％とする必要がある．

　❸ PEEP：人工呼吸器が空気を押し込んでいない時の気道の内圧．通常は 3～5 cm だが，以下の場合，8～10 cm まで強めることがある．この場合，心

臓も圧迫され，静脈還流が減少するので心拍出量は低下する．
　①肺胞の酸素化（酸素を血中に溶け込ませる能力）が不安な時．
　②ドレーン出血が多く，胸腔内圧を高めて出血点を圧迫しようと試みる時．

2）血行動態

　手術を行ったのは心臓．侵襲を受けたのも心臓．術後，心臓の機嫌を取り戻したのか否か？　さらにパワーがダウンしたのか否か？　血行動態がすべてを物語っています（図2-4，22頁）．

　CABGでは *in-situ graft* が多用されている傾向があるので，血圧は120mmHg程度を維持する必要があると思います．それ以下の数値ではバイパス・グラフトの血流量が低下することが懸念されます．

　❶ **血圧**：体動脈収縮期圧は120mmHgが理想です．100mmHg以下は黄色信号です．左心室が弱っているか，循環血液量が足りないか，どっちかです．150mmHgは高すぎます．心臓が疲れてしまうので血管拡張薬の投与です．ペルジピン®などの血管拡張薬はゆっくり効き出すので，血圧がいったん下がり出すと，それから気がついて減量してもどんどん下がってしまうので要注意です．

　さて，動脈血圧の数値はどこの血圧をどうやって観るか，で値に特徴があります．心拍の波形としてモニターで確認できる血圧は，橈骨動脈などの血管に挿入したカニューレで直接測定している正確なはずのもの．しかし測定している部位は手首．冠動脈や頸動脈ではありません．患者の状態によって，心臓左心室から直接つながっている上行大動脈が120mmHgでも橈骨動脈ではかると80mmHg程度，なんてことはよくあります．上腕のマンシェットで測定する血圧は上行大動脈により近い，とされています．

　❷ **肺動脈圧**：スワン・ガンツカテーテルで連続測定します．収縮期圧で30mmHg前後，平均圧で25mmHg，これより高いと，それは左心室が血液を全身に向かってくみ出さないので，後方に控えている肺循環が「何やってんだよぉ！　後ろがつかえてるじゃねぇかぁ！」と左心室に文句を言っている状態です．つまり左心室の機能が今ひとつ，という状態で肺動脈圧は上昇します．肺動脈平均圧が30mmHgを超えたら危険領域です．左心室がいよいよ弱り果ててしまうと，体動脈の血圧は低下し肺動脈圧は上昇，例えば体動

脈収縮期圧80mmHg，肺動脈収縮期圧50mmHgと両者が互いに近づいてきます．これは大変な事態です．心拍出量も低下していることでしょう．大動脈内バルーンパンピング（IABP）などの補助循環を開始すべき状態です．体動脈の血圧が100mmHgでも肺動脈の平均圧が25mmHg以下なら輸液で循環血液量を増やすのが常道です．

❸ **中心静脈圧（CVP）**：CVPは人工呼吸の状態であるなら7〜13mmHgが理想です．それ以下なら循環血液量が少ない状態です．人工心肺を使って全身の組織が水ぶくれ状態ですから，ある程度水分量を補充しておかないと末梢循環障害になる可能性があります．ここで恐れないといけないのは非閉塞性腸間膜虚血（NOMI）とよばれる，患者を死に至らしめる腸管の循環障害です．腸は全身の血液循環のパワーが落ちた時真っ先に無視される臓器です．人工心肺のあと，心臓が元気であっても十分な循環血液量がないと，「腸はお預けね！」と腸が血流をもらえず，壊死に陥ることがあるのです．腸の血流を増やすにはそれ以外のすべての臓器の血流をしっかり保つことに尽きます．腸管壊死は，壊死した腸管が溶け出して2〜3日後に血液中にLDHを中心に大量の逸脱酵素，カリウムが放出され死に至るという，多臓器不全の典型に陥る実に恐ろしい病態です．CVPの下がり過ぎ（3mmHg以下）には十分に注意してください！特に高齢者，透析患者ではNOMIは頻発です．

❹ **心拍出量**：これは言わずと知れた最も重要な循環動態の要素です．スワン・ガンツカテーテルで連続測定します．1分間の心拍出量（正常で3〜5*l*）を体表面積（普通は1.5m²ぐらい）で割った値（正常で2〜3*l*）です．2*l*を下回ると「十分な血液量が全身に送られていない！」ということになります．カテコールアミンなどの強心剤の投与や循環血液量を増やすなどの対策が必要です．ただしこの測定値は「きわめて正確」というわけではないようです．また，スワン・ガンツカテーテルによらずに心拍出量を「推定」する装置が出現していますが，これについても「目安」には十分になるでしょうが，本当に正確な値かというと「？」というところのようです．経時的変化を観る，ということには十分に「使える」機器です．

❺ **混合静脈血酸素飽和度**：静脈の酸素飽和度？　静脈血は酸素を末梢組織に手渡したあとの状態の血液．酸素という積み荷を降ろしたトラックのようなもの．荷台は当然カラ!?　ということなのですが，ところが実際，動脈血

が運んだ酸素は全部は使われません．6〜8割は「売れ残る」のです．運搬先が窮乏している時，つまり酸素を激しくほしがっている時，この「売れ残り」は減少します．酸素を激しくほしがっている時，とは十分な酸素が全身に行き渡っていない，という状況でもあります．つまりこの静脈血中の酸素飽和度が血液循環の目安になるのです．

心臓はしっかり血液を全身に送っているんだけど，結果はどうなの？ 全身の細胞はどう感じているの？ という数値なのです．

3）心電図変化

常時心臓を監視する心電図モニターは心臓外科術後管理の基本中の基本です．

では何がわかるのでしょうか？

◆ 心臓外科術後管理の心電図の見方

管理とはまず「知ること」です．

何が起こっているのか？ 何も起こっていないのか？

何も起こっていないとすれば，極端な言い方ですが「放置」すればいいのです．

人体は心臓外科医がしでかした大罪であるところの侵襲から，寛容にも勝手に回復してくれます．

「何か起こっている！？」

という時，その「何か」が何であるのか，的確に判断する必要があります．

その最も基本的な道具としてあるのが心電図モニターです．

① **心電図モニターが伝えること**：心電図モニターの特徴は常時，患者の心臓の挙動を観察できることです．

端的にいえば，心臓が動いているかいないのか．

テレビドラマでは，父親が死ぬ時にベッドサイドに心電図モニターが置いてあって，その波形がフラットになる…

家族が「お父さん！！」と泣き崩れる…

というシーンが定番ですが，心電図モニターの故障や電極コードの断線でもモニターはフラットになります．

「あれぇ？ おかしいなぁ？ モニター外れたんじゃない？」
が本当は心停止だった，という笑えない悲劇は日常診療で起こり得る事態です．

ほかにも心電図モニターが伝える重要な要素はたくさんあります．

一方で，心電図モニターではよくわからないことがあります．まず，心電図モニターが教えてくれる情報で重要なものから順に説明します．

①心拍が規則正しいか？

──心電図モニターは不整脈発見の最高の道具！

脈が規則正しいかどうか．これを知る道具として心電図に勝るものはありません．

心電図の横軸は時間軸です．時間の経過で心臓がどう動いているか，その電気的挙動が図に表されたのが心電図です．

- 心房の収縮を示す小さな P 波
- 心室の収縮を示す大きな QRS
- 心室の筋肉の回復を示すゆるやかな T 波

一回の拍動でこの三つからなる波形のセットが記録されます．

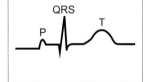

正常心電図

この収縮が規則正しく心電図に並んでいれば，脈拍は規則正しい，整である，と理解されます．

同じような波形でもそれぞれが同じ間隔ではない，つまり規則正しくない，不規則ならば心房の収縮するタイミングがずれる何かの異常があるのです．房室伝導の異常である可能性があります．

間隔によらず，QRS が違った形で現れるのであれば，それは心室性の不整脈です．不整脈は多種多様です．すぐにその原因を的確に言い当てる必要はありません．とにかく脈が等間隔，つまり規則的なのか，間隔が違う波が出ていて不規則なのか，これを確認することが術後管理で求められる最重要事項です．

②脈拍の速さは適切か？

心臓が困ると脈が速くなります．脳梗塞，持続する動脈性の出血，など体の「今そこにある」異変で心臓の脈は速くなります．

具体的に，成人の心臓外科手術のあとでは，脈拍が 100 以上だと「なんか

変!?」というサインです.

　脈が速くなる原因として,まず出血があります.出血があると循環血液量低下に抗するための反応,ならびに内因性カテコールアミンの放出が起こり,脈拍が速くなります.

　心臓外科手術直後に,ごく普通に見られる頻脈の原因は「覚醒」です.つまり目が覚めてきた,あるいは患者さんが精神的に興奮している,ということです.

　ドパミン（DOA）,ドブタミン（DOB）,ボスミン®などカテコールアミンをオンパレードで大量に使用していればやはり脈拍は100を超えてくるでしょう.超えなければ「心臓はカテコールアミンに反応していない」という,より異常な状態です（原因としてアシドーシス,多臓器不全（MOF）末期,などが考えられます）.

　脈が遅い場合（60以下）はもっと深刻です.

③ QRSの形はどうか？

　QRSの形はスラリとしています.急峻な立ち上がりでバスケット選手のような出で立ちです.これがだらんと中年太りのメタボオヤジのようになっていると要注意です.このように,毎日心電図とにらめっこしていますと「正常である」形状に美意識を持ってしまいます.術後管理をする立場にとって,「正常な心電図」＝「落ち着いた術後」＝「楽ちんな仕事」,というふうにつながるからでしょう.正常な心電図をしっかりと見る,いっぱい見る,無意識の世界に溶け込ませる,そういったことで理屈よりも五感で心電図の図柄の情報を読み取り,患者のピンチを即座に見つけることができるようになります.そもそも心電図がどうしてこういった形をしているか,という説明は後から付いたわけで,「心臓の電位を体表面で測定したらこんな形だった」「健康そうな人の

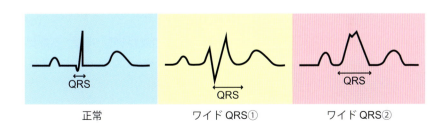

正常　　　　　　　ワイドQRS①　　　　　ワイドQRS②

心電図はだいたい同じ」「変な形の心電図は何か異常が起こっているみたい」という経験に基づく判断なのです．

とにかく理屈ではなく，「まあ，普通の人の心電図はこんな感じ…」というふうに理解してください．そうなると重要なのは変化です．ICU 入室時に比べて QRS の形がどう変化しているのか．後述する T 波の形同様，心電図上の「形の変化」は心臓の状態が変化していることを示しています．

QRS の特徴を示す数値にその幅がどれぐらいか，というのがあります．

QRS とは Q 波と R 波と S 波の三つの波を一緒くたにして扱っている名前ですが，これが幅を広げた状態「ワイド QRS」は大変危険な状態，と認識されます．心室の収縮が全細胞まとまって「ビシッ」といかないで，遅れる奴が出てくる，という状態です．

「なんだ，そういうことか」
と言ってしまえばそれまでですが，具体的に臨床現場でどういう時にこの現象が起こるか，と言えば「心臓が死に向かっている時」，つまり

「QRS が徐々に広がってきた」
というのは大変にまずい状態なのです．

心臓には問題はないのだけれども MOF（多臓器不全）という状態で，腸や肝臓が壊死して全身が「店終い」の準備にかかっているような時，心臓も徐々に収縮力が弱ってくるのですが，そんな時にも「だんだん QRS が広がってきました！」という現象が起こります．

突然主要な冠動脈が詰まって広範な心筋梗塞が進んでいる時は QRS は突然広がります．

このように「広がった QRS」は超バッド・ニュース！
皆さんがこの事態に遭遇しないことを祈ります．

注意！：心電図のワッペンを貼り替えたら波形が変わった！ というのは当たり前です．

申し送りを受けた後，トレンド機能で前の時間帯の波形を呼び出してみるとぜんぜん違っている！ なんでぇ！ 実はワッペン貼り替えてた！ なんてことはよくあります．

④ ST 変化？

心筋虚血は ST 部分の下降！ あるいは上昇！

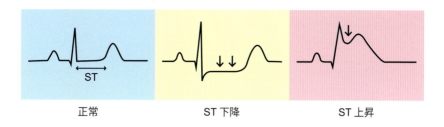

正常　　　　　　　ST下降　　　　　　　ST上昇

　これは常識です．

　とはいうものの，心電図モニターでははっきりしないことも多々あります．そこではやはり経時的変化が重要です．

　QRSと同様，時間でどう変化しているのか？

　例えば，

　「ICU入室時に普通だったのに，今見ると上がっている！」

これは何か起こっている証拠です．

　実際には，心電図の胸部誘導，モニターでのST上昇は心臓外科手術後には大概の患者で見られる現象です．心臓を停止したせいなのか，心膜を切開したせいなのか，なにやら手術の物理的な侵襲の影響が徐々に出てきてSTが上昇するようです．

　血圧も脈拍も安定，でもSTが上昇してきた…というのは「まあ，普通」ということで理解してよいと思います．

⑤P波があるか？

　P波は小さい波です．心電図モニターをにらみつけて眉間をしかめて

　　「うーん…，P波は…」

となっている光景は全世界共通です．

　脈拍が規則正しい場合，房室結節が規則正しく心室だけを調律していて，結局，動脈の脈波は等間隔で規則正しく描かれるのですが，それがちゃんと洞結節（SA node）からの調律であるのかどうかは重要な情報です．心房が収縮して，その後0.1秒ぐらい遅れて心室が収縮することで，適度な量の血液が心房から房室弁（僧帽弁と三尖弁のこと）を通過して心室に流れ込んで，十分に心室が充満したところで心室が収縮する，という効率的な心拍動が営まれる，とされています．心房収縮による心室への適度な量の血液の流入をatrial kick（エイトリアル・キック）とカッコよく呼んでいます．これがあることで，な

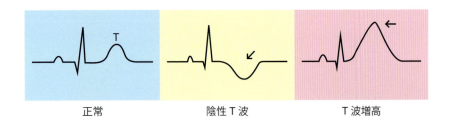

正常　　　　　　　陰性T波　　　　　　T波増高

い時よりも20％は全身に送られる血液の量，つまり心拍出量が増加するとされています．

⑥T波の形はどうか？ 変化していないのか？

　T波はゆるやかな波です．波という形にふさわしい，これぞ波ちゃん！という形をしています．しかしなかなか気まぐれで，上を向いていると思ったらいつの間にか下向きになっていたり，最後のほうで凹んだり（terminal inversion）．そもそも心臓手術を受ける患者さんのT波はもともと変です．心室の拡大や心臓の変異が原因なのでしょうか．

　そんな場合，術後のT波の形が教科書に載っているのと違うからと言って，「こりゃーてーへんだー！」と大騒ぎをする必要はありません．また，心臓手術後に下向きになってそのまま，という人もいます．心膜の肥厚，など，いろいろと理由は付けられますが，本当のところはよくわかりません．執刀医に理由を尋ねないでください！

　そこで重要なのは変化です．既に説明したQRSの時と同じです．ICU入室時のT波と比べると変化している…，というのは何かの異常です．カリウム濃度が上昇するとT波は高くなります．

　以上の①〜⑤は，順番が後になるに従ってややオタクっぽい視点となります．要求度としては①，②，③の情報が全体の98％を占めるものと思われます．それに心臓の挙動は一刻一刻変化するものです．「常時観察している」というのが心電図モニターの心電図モニターたる所以です．

　「あれ，さっきと違うぞ！」

　「あれ？ なんかおかしいぞ？」

　「何がどうなっているんだ」

と言う，理屈の理解の前にこういった「直感」の理解，「あれぇ？ 何か変！」，これが最も必要とされる能力です．

線形思考

「何がどうなっているんだ？」という問いの答えは結局わからなかったりするものです．

何かの現象には必ずそれを招いた原因がある．

誰でもそう考えます．

しかし実際はそう単純ではありません．

例えばカリウム濃度が高くなった，という現実に対して，まず

「腎機能が悪くなったのでは？」

さらにオタクっぽく，

「患者が末梢循環不全でアシドーシスになったから細胞が水素イオンを細胞内へ移動させ，そのかわりに交換でカリウムが細胞内から排出されたのだ」

心臓弁手術のあとなら

「人工弁を通過する時に血液が溶血しているのでは？ いや，人工弁が外れかかっているのでは…？」

さらに悲観的に

「これは手術中の人工心肺の影響で腸管壊死が起こっていて細胞が壊死し始め，細胞内のカリウムや酵素が血液中に流出し始めているに違いない．患者はもう助からない！ あー！」

さまざまな憶測が成り立ちますが，ひょっとして全部が少しずつ「起こっている」のかもしれません．またそれぞれが影響し合って，それら現象を弱めたり強めたり．

ある現象には一つの原因があって，それに対処すれば必ず改善する．

こういう考え方を「線形思考」とよびます．

数学の「線形代数」という呼び名にちなんでいるのですが，この世の出来事が一直線に並んで原因→結果→またその結果，と説明できる，という単純極まりない子どもじみた発想です．

経験不足だが勉強の知識はたくさんあって自信過剰な若い医者によく見られる思考パターンです．

しかし言うまでもありませんが，現実の世の中は決してそんなふうな一直線に並んだ単純な理屈で成り立っているわけではありません．いろいろな出来事はそれぞれが影響を及ぼし合い，決して一直線の関係ではありません．ある出来事の原因であるかと思えば，いつの間にか結果となっている，そんな複雑な「非線形」の関係にあるのです．

目の前の現実は数多の要素が複雑に影響し合う，「非線形」の関係性が作り出すカオス（混沌）なのです．

◆心電図モニターが伝えない情報

さて，心電図モニターではよくわからない情報があります．
その代表がST変化です．

心電図モニターにおけるSTの変化はよほどの変形でないかぎり，あまり信用できない，とされています．気になったのなら12誘導を撮りましょう，ということなのですが，やはり12誘導は面倒です．患者さんも「あれれ？　どうしたんだろう？　死んじゃうのかなぁ…」と不安になります．よほどの変形でないかぎり，気に留めることもない，というのが結論ですが，「そんな感覚的な話じゃわからない！」と皆さんから叱られそうです．

毎日心電図モニターとにらめっこしていると，何が普通で何が異常か，感覚で判定できてしまうのですが，それを言葉で，あるいは計測して何mm異常がどうのこうの，という話に持ち込んでしまうと，あまり実用的でない「知識のための知識の世界」をぐるぐる回ってしまうように思います．

❶ **心電図モニターと12誘導**：そもそも心電図とは心臓の電位の変化を時間の経過とともに（＝時間軸を横軸にしたグラフで）表すものです．電位，といってもその方向が重要で，例えば下向き（つまり頭と足を結んだ方向，aVf誘導）の電位の変化を観ようとした場合，これをこの向きに直角に交わる左手から右手に向かう方向（Ⅱ誘導）で観察してもまったくわかりません．12誘導の心電図はこういった原理から，心臓の電位の変化をさまざまな角度で調べる，というものなのです．心電図モニターは12誘導心電図に近い，いわゆるⅡ誘導とaVf誘導での電位測定は可能とされています．

❷ **伝導障害ワールド**：心電図の本には房室ブロック，サイナス・アレスト，AVディソシエーション，…いろいろ難しそうな話が出てきます．

これらをすべて理解してもそれはただの理解．実戦ではあまり役に立ちません．大切なことは変化です．そしてこれら伝導障害，すなわち「なんだかときどき，脈が不整になるなぁ」という事態にすばやく感づいて記録する，これが一番に求められている術後管理です．解釈は後でいいのです．

でもせっかくですからこういった不整脈の本態を順を追っていちいち説明します．以下はぜんぜんおもしろくないと思います．

①**房室ブロック**

心臓と心室の伝導が途切れた状態です．完全に切れてしまっているか，とき

どきつながるのか，で一度（途切れそうだけどまだ途切れていない），二度（たまに途切れる．「落ちる」とも言う．いきなりフェイントのように途切れるモービッツⅡ型と，切れそう，切れそう，ああ切れちゃった！のウェンケバッハ・タイプがある），三度（完全に「途切れている状態」）に分けられます．これらはいつも同じではなく正常になったり，途切れたり，途切れそうになったり，そのつど変化します．

②サイナス・アレスト

心房からの刺激がなくなっている状態です．伝導障害があるのかどうかはわかりません．この状態では大概の場合，心室の房室結節という部分が勝手に自分で調律し始めるため，心停止には至りません．

③AVディソシエーション（**房室解離**）

心房も心室もしっかり拍動しているけど，何かこう，なんて言うか，全部しっかりとうまくつながっていないような，あれっ？ 実は両者まったく関係なく拍動しているんじゃないの？ という状態です．必ずしも房室ブロックとは限りません．房室ブロックなのかもしれません．対応としては①「DDDペーシング（心房と心室をペーシングする）でいこうか」あるいは②「このまま様子見よう」のどちらかになります．

　CABGにおける予定手術では冠状動脈に新しいグラフトを造設したものの，手術前もいかに病変血管であったとはいえ，手術直前までは患者さんの体はぼろぼろの血管でも何とかやっていけてたのです．すなわち新しくつながった血管がたとえぜんぜんダメでも「悪化はしていない」はずです．これはCABGの術後管理，あるいはCABG後の血行動態を考えるうえで，非常に大事な考え方です．手術の前に一応，血行動態の点から問題なかった患者さんを，手術のあとに状態を落とし込んでしまったとしたら，あるいは心電図変化をきたしたとしたら，何らかの原因で手術の前よりも冠状動脈の状態が悪くなった，つまりバイパス・グラフトではなく，もともとの冠状動脈に閉塞やスパスム（攣縮）などの事態が新たに生じたと考えるべきでしょう（→89頁　「**図5-5**」参照）．

　また心電図変化によって，カリウム濃度が異常に低かったり高かったりする様子が推定できます．これはECGモニターでも可能です（**事例提示1**）．

事例提示 1

〈カリウム値の急上昇により心停止した例〉

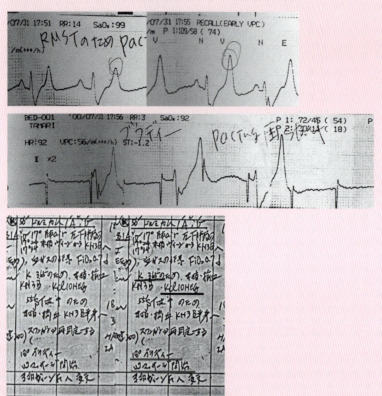

　図に示したのはある病院で突然起こった CABG 直後のカリウムの急上昇の直前にモニター上記録された心電図である．65 歳の女性患者に対し人工心肺を使った CABG で左前下行枝に一枝だけバイパス手術が行われた．この左前下行枝ははじめから完全に閉塞していた血管である．朝から始まった手術が終了し，15 時 33 分に患者は ICU に収容された．17 時 30 分に動脈血ガス分析器で測定した血中カリウム濃度は 3.65 mEq/l とやや低めで，ICU の記録用紙には看護師の記録で「K3.65 のため末梢・採血 KN3B・KCl10MEQ」と記載されており，カリウムの負荷がなされたようだ．その後のモニターで記録された心電図を 17：51（上段左），17：55（上段右），17：56（中段）に示すが，明らかに T 波が増高している．これ以降の記録は修正液の上に書き直した内容であり，信用できない．患者の心臓は 18：00 に停止したようで，心臓マッサージが開始されている（下段）．18：05 時点の血中カリウム濃度はなんと 8.31 mEq/l を示していた．17 時 30 分すぎのカリウム値が 3.65 であり，その後カリウム投与がなされていることから，カリウム値上昇の原因が自然に発生したとは考えにくい．下段の心電図ではさらに T 波が増高し，心臓ペーシングを試みているが不調である．この患者に何が原因でカリウム値の急上昇が起こったかは，これだけの情報だけではわからないが，

よしんば，ゆっくり入れるはずのカリウムが，点滴の調整不良で急激に注入された場合でも，心電図モニターにより，心停止に至るまでの経過を察知できる可能性が示された貴重な事例といえる．

ちなみにこのような形で心停止してしまった場合，血液循環が停止しているのですぐに高カリウム血症を脱却するのは難しい．心停止する前ならば，インスリンとグルコースの大量投与と呼吸回数を限界にまで上昇させて呼吸性のアルカローシスにすること（いずれも細胞内にカリウムを移動させる）で，若干の改善が望めるのではないかと思う．

この事例から①カリウムの濃度のストライクゾーンは狭いこと，②心電図によってカリウム濃度が異常に低かったり高かったりする様子が推定できること，を覚えておかねばならない．

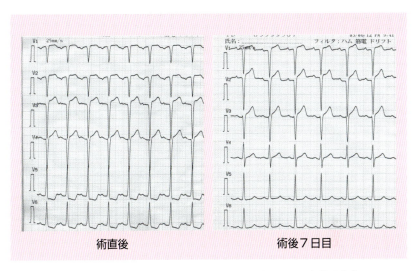

図5-5 ◆ 70歳，女性の左前下行枝スパスム（攣縮）による心電図変化
左は術直後，右は術後7日目．術直後の心電図ではV5，V6でSTの低下が見られるが7日目の心電図では消失している．

❷ 血行動態管理に欠かせない薬剤知識のまとめ

さて，これからはちょっと面倒な，薬や検査の一般知識です．一応これだけは，というものに限って説明しました．

通常，心臓外科手術後の患者さんに対しては一般の電解質液で補液し，カリウム濃度を調整し（カリウムを補う），カテコールアミンで心臓機能を励起させたり脈拍を速めたりします．また血管拡張薬を用いて心臓の後負荷を取り除き，心拍出量を確保します．

術後に投与が考慮される薬剤について以下にまとめましたが，薬剤については独自のイメージを皆さん自身が持ってください．イメージとは主観的なものです．参考に筆者の薬剤のイメージを表5-1に紹介します．

1）抗不整脈薬
◆抗不安薬

①**リドカイン（キシロカイン®）**：心室性不整脈と言えばこれ．半減期は短く，10分程度で作用は低下します．心肺蘇生に必須のアイテムでリドカインなる商品もあります．

②**ランジオロール（オノアクト®）**：短時間型のβブロッカー．脈拍を下げるのに用います．半減期は数分なので，微妙な調整が可能．とにかくβブロッカーは脈拍を下げると同時に心臓の収縮力も低下させる作用があるので，慎重に投与しなければならない，という恐怖が心臓外科医には染みついています．オノアクト®はその点，左心室機能が不良な患者さんに使用しても比較的安全です．かつてβブロッカーはゆっくり長く効く扱いにくいものしかなかったのです．

③**アミオダロン**：心房細動，心室細動どちらにも効果抜群の薬剤．術後内服で投与する薬剤でもありますが，さまざまな副作用があることで知られています．術後の静脈内投与では副作用はありません．ただし，抗不整脈薬すべてに共通することですが，QT延長，つまり不応期の延長（再分極して次の収縮に備える期間が遅延する）があり，これは心室性不整脈の原因となります．心室性不整脈に対する薬剤として投与したのに，かえって心室性不整脈を起こしてしまう！という矛盾する事態が生じることになります．

④**マグネシウム**：マグネシウムはりっぱな抗不整脈薬．カルシウムと逆の作用を有する二価の金属イオンです．急速に投与しても血圧の低下はありません．心室性不整脈が多発する時，まず行う対処．

⑤**カリウム**：カリウム濃度が4mEq/l以下と低ければカリウム投与は有効な抗不整脈処置！ただし急速に投与すれば心停止も！

⑥**シベンゾリン（シベノール®）**：筆者の好みで心房性不整脈，心房細動に多用しています．ジゴキシンとの併用（ジゴキシン1アンプル静注後に30分かけてシベノール®1アンプル静注）がさらに有効である，と信心して使っていますが，このあたりのレシピは医師，施設によって異なります．

表5-1 術後管理に必要な持続点滴，静注薬剤のまとめ

電解質	カリウム	術後は不足するので微量を点滴で補う．
	カルシウム	大量輸血時，長時間手術で不足する．
	マグネシウム	不整脈が出現している際，有効とされる．
	ナトリウム	心不全や透析患者で調整が必要．
カテコールアミン (血管収縮薬)	ドパミン	最も安全，あるいは安易に用いられている強心剤．10γ(ガンマ)以上は無効．尿量も増加させる．
	ノルアドレナリン	血圧を上昇させる．冠状動脈血流も増加させるが肺動脈圧も上昇させる．腸管循環には悪影響を及ぼす．
	ドブタミン	右心不全に有効と信じられている．脈拍をやや増加させる傾向．肺動脈圧は低下させる．
	アドレナリン	心室収縮機能の改善に最も有効．ただし酸素消費量を増大させ心室性不整脈も誘発．
血管拡張薬	ニトログリセリン	静脈系を拡張し，前負荷を軽減する．肺内シャントを増加させ，動脈血酸素分圧を低下させる．冠状動脈を拡張する．
	ジルチアゼム (ヘルベッサー®)	冠状動脈の攣縮をとる．ただし徐脈傾向になる．このことは抗不整脈作用にも利用できる．蓄積性があり透析患者には使用要注意．
	ニカルジピン (ペルジピン®)	末梢動脈を拡張する．血圧管理の主流．急性大動脈解離では必須．
	ミルリノン (ミルリーラ®)， オルプリノン (コアテック®) (PDE阻害薬)	心筋刺激ホルモンの分解を阻害し，心筋収縮機能を改善，血管を拡張する．末梢循環改善に有効．肺動脈圧を低下させる作用も期待できる．ただし血圧が低下しすぎて心拍出量も増加し，心筋の酸素需要を増大させる割には冠血流を増加させないことでCABG患者には使用要注意．利尿にも有効．
利尿薬	フロセミド (ラシックス®)	腎臓に直接作用して尿量を増加させる．
	マンニトール	浸透圧を利用して利尿．腎臓機能が不良な人に用いるとさらに腎臓機能を悪化させる．脳や全身組織の浮腫を軽減する効果もある．
	カルペリチド (ハンプ®)	心不全の利尿に多用される．薬効がマイルド．血管拡張作用もある．
	PDE阻害薬	心臓機能を改善し，尿量も増加させる．
その他	抗生物質	予防的抗生物質の静脈内投与はあまり歓迎されなくなった．1剤を術後2日程度が普通？
	ヘパリン	バイパス・グラフトの開存を目的としてよりも，安静による全身静脈からの血栓（DVT）による肺梗塞の予防を目的として投与が行われる．

2）鎮静薬

どのような薬剤でも同じですが，特に鎮静薬に関しては医師は「切れ味の良さ」を好みます．この「良い切れ味」とは「鋭く切れるような効き目」ではなく「必要なくなった時にすぐ効果が切れる」という「切れ味の良さ」です．「切れ味」の悪い医者に限ってそう思うものです．

❶ **デクスメデトミジン（プレセデックス®）**：静注で意識レベルを下げることもなく，呼吸抑制（自発呼吸の消失）や循環抑制（血圧の低下）の少ない，痛みを和らげる薬剤で大人気商品．切れ味は抜群．せん妄状態（いわゆるICUシンドローム）の軽減にも効果があるとされています．一方，かつてせん妄に多用されていたハロペリドール（セレネース®）は効果がないのでは？ と言われています．

❷ **プロポフォール**：呼吸抑制，循環抑制が少なく，しっかり意識レベルが下がってくれる（つまり患者が深い眠りについてくれる）便利な薬剤．他のフェンタニル（フェンタネスト®；麻薬），ミダゾラム（ドルミカム®；ベンゾジアゼピン系）では，呼吸抑制や循環抑制の作用が顕著にあります．切れ味はいいです．

❸ **ミダゾラム（ドルミカム®）**：鎮静に最も多用されているベンゾジアゼピン系の薬剤．48時間以上使用すると蓄積してきます．せん妄状態を助長する，など欠点もありますが，循環抑制はプロポフォールより少ないとされています．切れ味は鈍いです．

ICUせん妄と薬剤　　コラム

いわゆるICUシンドローム．手術前の不安がマグマとなって意識下に溜まり，術後ICUで一気に噴火する現象です．男性ばかりに起こります．脳科学の最近の研究によると，不安に対処できる能力が男性のほうが劣っている，ということなのでしょうか．

「Critical Care Medicine」という雑誌が2002年に『成人重症患者に対する鎮静・鎮痛薬の使用に関する臨床ガイドライン』を提唱しました．その後2013年に改訂されていますが，多くの医師はこれを基に薬剤を処方していると思われます．

薬剤処方は医者の仕事！ではありますが，看護師さんも一応，こんな提言があってこんなふうになっている，ということも理解しておいてください．

3）カリウムの濃度はストライクゾーンが狭い

　カリウムは安楽死にも使われた，ものすごくありふれていて，ものすごく危険な薬剤です．高い濃度のカリウムを誤って注射してしまったことによる心停止事故がこれまで幾度となく経験されてきました．かつてはその事実の多くが隠蔽されてきました．人間にとって絶対に必要なもの，しかし取り扱い注意の，そして多くの医療人の暗い歴史を作った薬剤です．カリウムは体の細胞外液（＝血液など）には必ず必要なのですが，その適量範囲（至適濃度）はとても狭いのです．必要濃度（4 mEq/l）より低下すると（3 mEq/l 以下），心臓が非常に過敏になり，心室性不整脈が発生しやすくなります．心室細動になる可能性もあります．また反対に高濃度（6 mEq/l 以上）では心臓の脈拍が遅くなり，7 mEq/l 以上では心臓は停止します．カリウムの濃度が高くなり心臓がうんともすんとも動かなくなった状態を，スタンドスティル（stand still；心静止）とよんでいます．

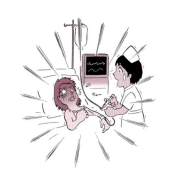

　このように，カリウムの濃度は，ストライクゾーンが狭い，と覚えてください（→ 88頁　**事例提示1**）．

カリウムと心房細動　　コラム

　心臓手術後，しばしば患者は心房細動に陥ります．もともと心房細動の既往があった患者なのか，手術の影響なのか，とにかく高齢者では心臓手術の内容にかかわらず，頻発します．その原因として考えられているのが細胞内のカリウム濃度です．細胞外液のカリウム濃度は繊細に調節されていますが，大量にカリウムが存在するはずの細胞内は濃度が不明です．説明し遅れましたが細胞は内部にカリウム，外部にナトリウムを比較的高濃度に保ち電位差を維持しています．内部のカリウム濃度が低下すればこの電位差が不安定になる→小さな刺激で脱分極が起こり，細胞が興奮する→不整脈と推察できるのですが，長年，そう思っていますが，本当のところはわかりません．

心停止の方法　　　　　　　　　　　　　コラム

　手術の時に心臓外科医が心臓を停止させる方法はどのようなものでしょうか．それは心停止液というのを冠状動脈に無理やり流し込むのです．この時通常の血液量が流れているとどんどん洗い流されていきますので，心停止しません．そこで上行大動脈を鉗子で挟んで，心臓と体中に流れていく血流を遮断します．これは心臓の出口を塞いでしまうことでもあります．鉗子で遮断した上行大動脈の，鉗子と大動脈弁の間の空間に心停止液を注入してあげれば，心停止液は冠状動脈に流れ込みます．こうやって心臓を停止させるのです．

　心臓を動かす時は冠状動脈に通常の動脈血を流してあげると自然に動き出します．

　心臓の動きを止める心停止液は高い濃度のカリウムが主体の液体です．心停止液にはいろいろな種類の「味付け」を混ぜたものがあるようですが，どれもカリウムの濃度が 20 mEq/l 程度に調整されているようです．通常の動脈血にカリウムを加えただけの一番単純な心停止液が最も一般的です．この液体を15〜30分間隔で冠状動脈に注入するのです．常に血液が冠状動脈に流れていると，冠状動脈の手術操作ができないという理由と，心臓は動かないで停止しているとほとんど酸素を必要としない，すなわち冠状動脈の血流はなくてもよい，という考えで，このように心停止液は普通，間を置いて間欠的に注入します．

　このような方法で心臓を停止させておくのには限度があります．およそ3時間は大丈夫なようですが，3時間以上の間心臓を停止させて手術を行うと，心臓が再び元気に動き出すということが起こりにくくなる，ということになります．

　以前は術後，心臓を再び動かそうとしても，凍りついたようにまったく動かない，ストーンハートという現象が起こったようです．そのような現象が起こ

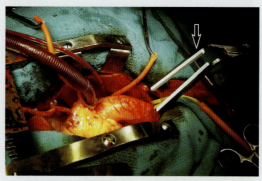

上行大動脈を遮断鉗子（⇨）で遮断する直前の様子

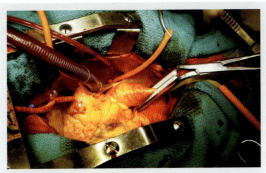

上行大動脈を遮断鉗子で挟んだところ．この症例では右心房に挿入された逆行性冠灌流カニューラで心筋保護液が注入され心停止がなされている．

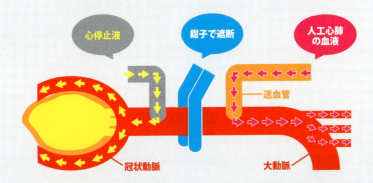

る理由として心停止液の薬剤に細かいゴミが混入していた可能性などを指摘する研究者もいました．そして1980年ごろ，日本では心臓をできるだけ長く止めておくことができる心停止液の研究が数多くの研究機関で行われていました．「執刀医の手術が下手で時間がかかるからそういった研究が必要なんだ！」との批判も聞かれました．事実，そのような心停止液の開発研究は結局はあまり役には立ちませんでした．見方を変えれば，手術技術の質の向上を考えずに，無駄な研究に資源を費やした時期であったようです．

4) カルシウムは「ふぁいとー！」「いっぱーつ！」の栄養ドリンク剤

　カルシウムは女性に不足しがちな骨を作る重要な物質，というイメージを皆さんはお持ちでしょう．

　カルシウムは血液中では筋肉の収縮に必要とされています．血液中のカルシウム濃度が高くなると心臓の筋肉（心筋）はがんばります．心臓の筋肉の「ふぁいとー！」「いっぱーつ！」の栄養ドリンク剤，と考えてください．後述するカテコールアミンもそうですが，心臓の筋肉ががんばるとそれだけ消費する酸素が増えます．2倍働くと酸素も2倍必要か？ というと……それは甘い！ 2倍働くと3〜4倍の酸素量を消費します．心臓の筋肉は，2倍働けば4倍の給料をよこせ！ と年俸アップを要求してくるわがままなプロ野球選手のようなものなのです（注：心拍出量，特に脈拍の増加による酸素供給の増加は心臓自身が行っているので「自分で自分の給料を増やしている」ともいえます）．決してプロ野球選手を悪く言うつもりはありません．プロ野球ならば，もし50本ホームランを打った次の年に，前人未到の年間100本のホームランを打った選手がいたら，当然，給料は4倍，いや10倍になるかもしれませんね．当然の評価です．球団の収益にも相当に貢献しているはずですから．

　ところが心臓のお話の場合，心臓への酸素の供給は冠状動脈を通して血液が流れ込むことで行われていますから，冠状動脈に狭窄病変があり，血流の足りないところがあれば，心臓の筋肉は「よぶんに働かせておいて給料（酸素）はもらえないのか！」と怒ってだだをこねて心室細動になる可能性があるわけです．またカルシウムは心室性不整脈のある患者さんに投与すると，さらに心室性不整脈が増え，心房細動の危険性が増加するので注意してください．

　カルシウムの働きでもう一つ重要なのは，血液を凝固させる因子として働いている事実です．輸血用の血液はクエン酸という物質で，血液中のカルシウムを結合して包み込んでしまって（この作用をキレートという），カルシウムの血液凝固の機序を妨害することで血液が固まらないようにしています．輸血によりこのクエン酸が大量に体の中に入ると，もともと体内にあったカルシウムも本来の働きが阻害されて血液が固まらなくなる可能性が考えられます．大量に輸血を必要としている患者さんの状態というのは，おそらく出血している状態であると思います．筆者はこのような時は，カルシウムを補充する必要があ

ると考えています．どれくらい補充するかといいますと，クエン酸は体の中で代謝分解されるので，特に急速に輸血する場合，例えば1時間に2単位以上の場合では，カルシウム10 mEq/l 程度補充する必要があると思っています．ただしカルシウムは前述したとおり心収縮を助長するため血圧は上昇します．そのぶん出血は増えるかもしれません．出血が止まってくれるためのおまじないかもしれませんが…．

5）マグネシウムはカルシウムの反対の薬

マグネシウムはイメージとしてカルシウムの反対の作用をもつ薬です．心筋障害による心筋の興奮を抑え，不整脈が出現しにくい状態にする，と信じられています．心室性不整脈治療に用いられます．ワンショット（20 mEq/l 程度）を急速に注射しても心臓の動きが悪くなったり血圧が低下することがあまりないので，使いやすい印象を受けます．料理でいう，「隠し味」的なものと理解していいと思います．心室細動（Vf），心室頻拍（Vt）を繰り返す患者さんに時に起死回生の著効を示すことがあります．

6）ナトリウムは大部屋さん，ものすごくアバウト

ナトリウムはカリウムに比べればものすごくアバウトなイメージの物質です．血液中に120〜140 mEq/l の濃度で存在し，それ以下に低下，あるいは150 mEq/l 以上に上昇することもありますが，「ひどい心不全だ！」という情報はあっても「心臓が止まるぞ！」という恐怖感を味わうものではありません．心不全の重要な指標でもありますが，高値を示せば投与している細胞外液をナトリウムの低濃度液に変えるなど，おもむろに対処すればおおむねそれで事足ります．映画やドラマの配役としては「大部屋さん」的な物質です．ただし，ナトリウム値は6時間，12時間毎の薬剤投与や利尿の管理の指標として重要です．

7）カテコールアミンは心臓の強心剤──働きもいいが給料も高い

心臓の強心剤といえばこのカテコールアミンを指します．心臓を刺激してがんばって働いてもらうための薬剤です．血管を収縮させ血圧を上げる働きのあるノルアドレナリン，心臓を直接刺激してがんばらせるアドレナリン（ボスミ

ン®）がその基本的薬剤で，カーブやシンカー（シュート）といった変化球にドパミンやドブタミンといった薬剤があります．「とりあえず一球めは外角に外れるカーブ」のイメージで「とりあえずまずはビール！」じゃなかった「ドパミン」を強心剤として使います．ただし，前にも説明したように，心臓を刺激してがんばってもらったらそれだけしっかりと「給料」を出さなければなりません．つまり酸素消費量が増加するということです．仕事は増えるが給料は同じ，ではおそらく多くの日本の看護師さんの労働環境と同じで，早晩，みんな辞めてしまいます．ちなみに筆者が留学していたオーストラリアやシンガポールでは，緊急手術などで時間外の勤務を看護師さんが要請された場合，時給は普段の3倍になりました．心臓移植の場合は待機時間も長いので，一晩で手当てが500ドル増しになっていたこともありました．

　さて，カテコールアミンの特徴として，分解がすばやいことがあります．体内では数秒で分解されてしまう物質です．さらにカテコールアミンという物質自体，もともと体内に存在する物質だという特徴があります．そして伝統的な薬剤でもあります．しかし多くの薬剤は本来体内には存在しないもの，特に変な名前の，さらに薬価がバカ高い新開発の薬剤は人体にとっても大いによそ者である，ということを頭に置いておきましょう．つまり異様な反応を示す可能性をより多く秘めているということです．

心臓を生き返らせる不老長寿の神薬！？　　コラム

　「心臓の手術では心臓を停止させる」のは理屈でわかる．だけど「停止した心臓が，もう一回動き出すのだろうか？」という不安は患者さんの誰にでもあります．実際，心臓を停止させた後にもう一度動くようにしても，心臓の動きが芳しくない，という例が大昔には数多く見られました．それに対して「心臓の働きを良くするクスリ！」としてさまざまな薬剤が開発され，販売されてきたのですが，実際は「効いたらミラクル！」とバカにされ，役に立たず捨て去られた薬剤も多々ありました．「心筋細胞の壊死を防止する」という触れ込みの，まるで秦の始皇帝が蓬莱山に求めた不老不死の薬のような，まゆつばな内服薬もありました．

第6部 心臓外科手術後の患者さんのパターンと術後管理

1 術直後の患者さんには3通りのパターンがある

どんなに下手な手術でも術後管理がすばらしければ元気に退院できる．
どんなに上手な手術でも術後管理で下手をすれば患者は重症になる．

どちらでしょうか？ どちらとも正しいのでしょうか？

一様に手術室からICUに入室してくる患者さんでも，実はその様態はさまざまです．術前に元気であり簡単な手術のはずが，術後はものすごい重症患者に変身してICUに収容される場合もあります．一方で手術でまさに一命を取り留めた患者さんもいます．

「それぞれの病態に応じて適切な術後管理を…」，などと誰でも説明しそうなあいまいな言い方はやめて，ここは大胆にICU入室時の患者さんを3通りのパターンに分類することにします．

筆者は術後の患者さんには，

① 心臓手術が予定どおりに終了し，患者さんの治癒力による回復過程をなぞるだけ，と予想される患者さんに対する術後管理（楽勝ケース）
② もともと重症な患者さんで手術のあとも何が起こるかわからないような，あるいは腎臓や肝臓の機能が術前から廃絶しているような患者さんに行う術後管理（重症ケース）
③ 手術が契機となって心臓（術中心筋梗塞による），あるいは肝臓や腎臓，脳といった他の重要な臓器に大きな，場合によっては致死的な障害が起こった場合（ダメージケース）

の3通りのパターンがあると考えています（表6-1）．

① 楽勝ケースの術後管理

楽勝ケースとは術後の患者さんをほったらかしにしておいて，勝手に回復していく過程をただ見守るだけ，というものです．実臨床では大半がこのパターンです．もちろんこれはあくまでも印象ですが，「治る患者さんとはいとも簡単に治ってしまう」と思い知らされるケースです．息子が東大に入った友人に

表6-1　心臓外科手術後患者の3通りのパターン

パターン	内容	特徴
楽勝ケース（予定どおりのケース）	予定どおりの手術で経過も順調，合併症もない患者さん	クリニカル・パスに乗るありがたい患者さん
重症ケース（はじめから重症なケース）	ある程度予想はできたが，肺，肝臓，腎臓など重要臓器に厳重な管理，あるいは持続的血流濾過透析（CHDF）などの治療が必要	診療に当たるスタッフとしての経験値が重要．経験に基づいた治療方針が必要
ダメージケース（手術でなにやらダメージを与えてしまったケース）	予想に反して発生した重要臓器の深刻な事態で，原因が特定できない場合もある	原因究明にはCT，MRI，アンギオなどによるさらなる検索や情報収集が必要

「どんな勉強をさせたんだ」と尋ねると決まって「勉強しろなんて一度も言わなかった．放任だよ」と答えが返ってきます．うらやましい話ですがそんな感じのケースです．人工心肺装置を使用した場合は心筋に浮腫があったり，あるいは浮腫で膨れあがった体の中から水分を取り除く算段をどうしても考えなければなりません．しかし，off-pump CABG後の楽勝ケースでは，出血が再発することさえなければ，まず平穏な術後を過ごすことができます．尿量にしても，必要最低限度保たれていれば大事に至ることはありません．またご家族に対しても「これでもう大丈夫です！」と楽観的な説明ができてしまうと思います．筆者も1996年にoff-pump CABGを初めて行った時は，それまで体験したことがなかった世界に足を踏み入れた気持ちでした．人工心肺を使った手術であれば，術中に脳梗塞が起こっているかもしれず，少なくとも患者さんの目が覚めるまで本当に本当に心配だったのですが，off-pump CABGの術後はそのような心配がなく，執刀医もさっさと家に帰って安眠できるので，かえってぎこちなかったのを覚えています．off-pump CABGはほとんどがこの楽勝

ケースであり，心臓外科医の生活習慣をも変えた手術といえます．
　看護師の皆さんはどうだったでしょうか？
　ひょっとしたら，低侵襲と思っているのは心臓外科医だけ．心臓外科医は日夜看護師さんに手を替え品を替え，より多くの手間を与えているだけかもしれません．

オフポンプを嫌がる看護師　　　　　　　　　　　コラム

off-pump CABGの導入によりCABGが人工心肺なしで行われるようになってどうですか？

看護師1：術後の体温が低すぎる感じがする．ICU入室時，手足も冷たい．
看護師2：時間がかかりすぎるのではないか．人工心肺を使った手術の時のほうが早くICUに帰ってきた気がする．
看護師3：経過自体はあまり変わらないと思う．ただし患者さんの覚醒から体の動きが出るまでは人工心肺を使った場合より圧倒的に短時間で回復するように思う．
看護師4：抜管が早くなったのでかえって忙しい．気管内挿管したまま一晩寝かせておいてくれたほうが看護師は管理が楽だった．抜管したあとで出血が始まり再開胸になってしまった場合，もう一度気管内挿管しなければならない．

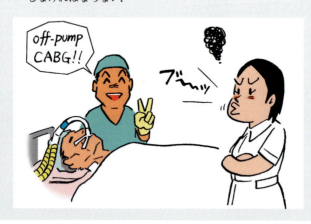

◆ 楽勝ケースの術後の回復

　楽勝ケースでは翌日か遅くとも翌々日に立位歩行が可能です．むしろ，意味

のない安静臥床は肺梗塞の危険性を助長するので，特にoff-pump CABGで人工心肺を使わず出血も少なかったことで血液の凝固機能が正常に保たれている場合は，より積極的な立位歩行などのリハビリテーションが必要です．米国ではファーストトラックといって，術後4日程度で病院から退院させる方式の術後管理もあります．わが国でも，術後7〜10日以内で退院させることを標準としている病院，心臓外科医が増えてきたように思います．

　MICS〔minimally invasive cardiac surgery；低侵襲心臓手術（ミックス）〕の場合，やはり術後の回復が早いかというと，そうとも言えないのではないか，と筆者は考えています．人工心肺を使用する手術では全身の浮腫も生じますし，心房の切開部分からの出血が起こると致死的です．MICSは術後管理にさほど影響を与えない，というのが実情ではないでしょうか．

　心臓外科手術後の退院までの時期を遅らせる最大の要因は，術後のAf（心房細動）などの心房性不整脈です．この原因の本当のところはわかりませんが，高齢であるほどその発生率が高い，ということは多くの報告で一致しています．CABG術後の上室性不整脈の発生頻度は20〜30％と言われていて，off-pump CABGと人工心肺を使った場合とで比較しても，そう差がないと言われています．また高齢者では上室性不整脈〔AfやPAC（心房性期外収縮）〕が発生しても自覚症状が乏しく，したがって，もともと普段からそのような不整脈が発生していたのではないかと思われることもあります．50歳以下の若年者でAfが発生する場合は激しい動悸やめまい，不安感など自覚症状が強く見られるようです．治療としては脱水の解除や，アミオダロン，サンリズム®，タンボコール®，アスペノン®などによる薬物療法が行われます．

❷ 重症ケースの術後管理

　肝臓や腎臓といった心臓以外の臓器が手術前から機能不全に陥っている患者さんに，心臓手術を行う場合があります．どのような臓器であれ，やはり人工心肺の使用はそれだけで肝臓，腎臓，脳，消化管，免疫力に対して悪影響を及ぼすと考えられるからです．

　このような心臓以外の臓器疾患をもつ患者さんのケースでは，当然難しい手術になります．

以下に主な例を述べます.

1）肝臓機能不全の患者さん

　肝臓機能が肝硬変で悪化している場合，術後は血糖値や凝固機能を注視する必要があります．肝硬変の患者さんでは血小板数が10万以下に低下していることがあります．また，肝臓機能が低下しているという事前の情報がない患者さんでも，術前血液検査で血小板数が10万以下に低下している患者さんは要注意です．血小板数5万以下なら「肝臓機能がすでに疲弊している」と想定すべきです．手術を断念すべきかもしれません．肝疾患以外に他の血液疾患やマラリアなどの感染症に罹患している可能性など，挙げればキリはありませんが，とにかく血小板が10万以下の場合は要注意です．このような患者さんが手術により凝固機能が悪化し，あるいは外科的な出血で大量輸血を必要としたならば，輸血によってさらに肝臓機能は低下し，ジリ貧な状態に陥ります．持続的血液透析や持続的血液濾過透析（CHDF）といった方法による血液浄化を要することもあるでしょう．突然血糖値が50 mg/dl程度と低下したら，生命予後は相当に厳しい状況です．これはただの低血糖ではないのです．いくらグルコースを補充しても改善はしません．

2）腎臓機能不良の患者さん

　クレアチニンの値が2.0 mg/dl以上の患者さんであれば，手術やその後の心不全という侵襲でさらに腎臓機能が悪化し，透析になってしまう可能性があります．off-pump CABGを選択しても，術後に結局透析になる場合があります．言い換えれば，off-pump CABGでも腎臓機能温存には有効ではないのではないかと思われます．それどころかクレアチニン値が2.0 mg/dl以上に近い患者さんは，手術に限らずとも，肺炎や脱水など他の侵襲でも透析になる道筋にある患者さんといえるのかもしれません．

　ただしクレアチニン値が術前2.0 mg/dl程度の患者さんが術後，尿量が確保できない…といった事態に陥りやすいかというとそうでもありません．つまり多くの患者さんではクレアチニン値が2.0 mg/dl程度，あるいは3.0 mg/dl以下であれば多くの場合，手術は難なく乗り切れるでしょう．

　最近は，透析患者さんへの心臓外科手術が盛んに行われるようになっていま

す．透析患者さんの場合，ヘルベッサー®や抗不整脈薬などの薬剤はすべからく体内に蓄積し，作用時間が長くなるので要注意です．そのため術後当日あるいは翌日に低容量の持続透析などを行い，体内の薬剤濃度を厳重に管理する必要があります．

◆ 手術前からわかっていても…

　心臓以外の臓器の管理・治療について，概して，他科医師へのコンサルトは功を奏しない場合が多くあります．これは彼らが不親切で無能であるということでは決してありません．総合病院や大学病院では感染症，糖尿病や肝臓病，腎臓病，神経内科などそれぞれの専門家（？）が一応，同じ病院で勤務していてコンサルトができるような環境は理想です．ただ，例えば肝臓の病気をもつ患者さんの心臓外科手術の可否について意見をうかがっても「心臓の手術などという，考えられる最大の侵襲を患者の身体に与えているのだから，どのようなことでも起こり得る」という見方になってしまうのでしょう．

　心臓手術でよく出会うのが，膠原病やリウマチ様関節炎でステロイド剤を服用している患者さんです．例えば一日12 mgのステロイド剤を服用されているとしましょう．ではそれは心臓外科手術にどれほどの影響があるのでしょうか？　ないのでしょうか？　誰も答えられません．筆者の経験を振り返れば10 mg以下なら大丈夫です．しかし一般にステロイド剤の投与を術前から受け

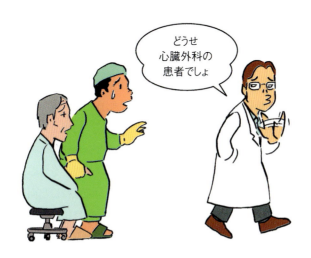

ている患者さんは要注意，とされています．といっても具体的には何に要注意なのか説明できません．強いて言えばキズの治りが悪い，ということでしょうか．急に服用をやめると，それまで外から供給されるステロイドで安定を維持されていた全身の臓器に問題が起きるかもしれません．さらに，全身麻酔に際しての薬剤との相互作用による影響，胸骨正中切開後の胸骨の治癒の状況，もちろん人工心肺との影響，などなど多くの要素を医学的に推論できます．しかしほとんどの場合，「案ずるより生むが安し」，なのです．

もちろん，何かが起こるかもしれません．術後になぜか血圧がまったく上がらない，心拍出量が10*l*もある，全身の浮腫がどんどんひどくなる，そんな悲惨な敗血症ショックのような状況が起こらないともいえないのです．あるいは胸の正中創がまったく治癒しないことも起こり得ます．後悔先に立たずです．ただし，術前に10 mg/回以下のステロイドを投与されている程度の患者さんであれば，その問題はないだろうと重ねて申し上げます．

◆ 重症患者さんの濃厚治療の鉄則！

重症患者さんの術後の管理には大きく3つの鉄則があります．

> ①心臓外科手術後は冠状動脈の血流を維持する
>   →そのためにはノルアドレナリンで血圧を上げるのが有効
> ②尿量を維持するためにも血圧を保つことが有効
> ③人工心肺使用例では全身臓器の機能障害が浮腫によって進行するので，これを抑制する

1 冠状動脈の血流を維持する（心臓外科手術後）

冠状動脈の血流維持にはノルアドレナリンで血圧を上げるのが有効です．

ノルアドレナリンは全身の動脈の壁を収縮させて，血圧を上げます．動脈は水道の蛇口のようなものですから，これが閉まると全身臓器への血流が減ります．しかしそのような状況でも冠状動脈の血流だけは維持される，と考えられています．つまりノルアドレナリンの投与は，生命の維持に当面は重要でない臓器への血液の量を減らして，重要な臓器（心臓）だけにある程度の血圧を保った血流を維持しようという，言わば，血流トリアージ，とでもよぶべき最終

手段といえます．したがってノルアドレナリンを大量（0.3γ 以上）に，あるいは長時間使うことは，腸といったあまり重要でない臓器の血管を閉めてしまって血液を流れなくしてしまうことになります．心臓外科手術後に稀に起こる，さしたる理由もなく腸が壊死する非閉塞性腸間膜虚血（NOMI；non obstructive mesenteric ischemia，178頁）の発生を助長する可能性を孕んでいますから，使用量には注意が必要です．

反対に，心拍出量（CI）が高すぎる患者さんにノルアドレナリンを使うと CI を抑制することができます．

❷ 尿量を維持するためにも血圧を保つことが有効

一定の尿量を保つためには血圧が，例えば収縮期で 100 mmHg 以上，場合によっては 120 mmHg 必要です．特に動脈硬化の強い患者さんや 70 歳以上の高齢者ではその傾向が強くでます．

❸ 全身臓器の機能障害は浮腫によって進行するので，これを抑制する

重症患者では長時間の人工心肺の使用や循環不全（つまり血液が十分に流れてこない状況）が全身組織の反応を引き起こし，浮腫（細胞や細胞の間隙が水分で満たされる）の状態となります．多くの場合，腎臓でも浮腫が起こりますからその機能もおぼつかない状況，つまり尿量が保てない状況となります．人工心肺を使った心臓外科手術後では，体重 1 kg 当たり一時間に 1 ml 以上（理想は 3 ml 以上）の尿量が最低限度保たれている必要があります．

腎臓が浮腫で機能不全になると悪循環に陥ります．水分が溜まると，さらに隅々まで血液が流れないといった末梢循環不全が腎臓という局所でどんどん激しくなります．するとさらに浮腫が起こります．浮腫の状態では細胞は正常に働かなくなり，腎臓ならば腎不全，肝臓ならば肝臓の機能不全，肺ならばガス交換能の低下（肺水腫＝ショック肺）などが起こります（図6-1）．

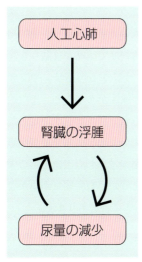

図6-1

CHDF（持続的血液濾過透析）

そこで治療として，細胞の「水を引く」という発想が生まれます．その方法として，ゆっくりとしたスピードで血液透析を行うCHDF（持続的血液濾過透析）という方法が安全であり，多用されています（図6-2）．これは血液透析と同じ方法ですが，スピードがゆっくりで，除水，つまり水引きは多くても一時間に200〜300 mlと，通常の尿量程度で行います．循環動態への負担が少なく，「どのみち，患者はベッド上安静でいるのだから」という考えに基づいています．実際，持続微量点滴で投与しているカテコールアミンに血圧が依存している患者さんでも，CHDFならばあまり血圧が変動しないので重宝されている方法です．

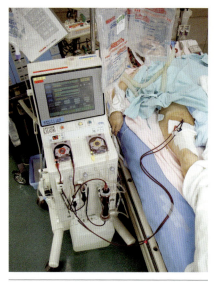

図6-2 ◆ CHDF（持続血液濾過透析）装置．通常の透析よりもゆっくりとしたペースで長時間血液を洗浄・濾過する装置．

手順としては，大腿部や頸部の静脈に差し込んだ太いカテーテルで血液の出し入れを行うことが多いです．難点としては24時間程度で回路が目詰りを起こし交換する必要があること，血液を固まらないようにするヘパリンやフサン®といった薬剤を使用するため出血傾向が強まる可能性があること，また透析の回路の中を血液が移動することで赤血球が破壊されビリルビンが不足したり，血小板が消費されることなどがあります．また太いカテーテルを重症な患者さんの大腿部や頸部の静脈に刺入する際，血管を傷つけ思わぬ出血を起こすことがあります．すぐに気がつけば対応も可能でしょうが，数時間気がつかないでいて致命的出血や大血腫（後腹膜腔など）を起こすことがあります．

❸ ダメージケースの術後管理

ダメージケースでは，ダメージの理由として以下に挙げるような，想像する

だけでも身震いするような出来事が手術中に実際に起こったケースをここでは想定します．

　これらの術中に生じた「不幸な出来事」に共通する背景は，長時間に及ぶ人工心肺の使用です．また術後の心不全です．さらには全身浮腫と末梢循環不全，低体温，低酸素化能（急性呼吸窮迫症候群；ARDS様の肺機能不全），低心拍出量症候群，腎不全，逸脱酵素の上昇（どの臓器に由来しているか不明な場合が多い），などです．

1）術中人工心肺事故

　人工心肺の回路内へ空気が混入すると，人工心肺が突然，運転継続不可能な事態に陥ることがあります．原因として最もありそうな事象は，不注意で人工心肺の静脈リザーバーを空にしてしまい，血液の代わりに空気を送ってしまうことです．人工心肺では，右心房から脱血されてくる血液と人工心肺が体に送り込む血液の量は常に均衡がとれた状態です．脱血が何らかの理由で不良になった場合，送血する量を減らさなければリザーバー（脱血槽）はみるみるうちに空になってしまいます．こういったミスはどんなに注意しても起こり得るものです．気泡が回路内に充満すれば，できるだけ大きな気泡を取り除き，気泡が混入しているのがわかっていても人工心肺を再開するしかないのではないかと思います．「気泡が回路内に混入した場合でも死亡には至らなかった」，という話をよく聞きます．現在人工心肺回路にはさまざまなセンサーが付いていて，もちろん気泡も探知されます．しかしその「安心」も事故のもと．人工心肺という装置を運転する際，気泡が混入する可能性があるのだ，ということを常に念頭に置いて，怯えながら操作をするのが肝要だと思います．

　10年以上前の2005年10月に起こった事例では，大変残念なことに，ある大学病院で発生した人工心肺中の空気混入事故が内部告発で明らかになりました．患者は重い脳障害となり，その後死亡したのです．事故後，10年も経っているのに遺族は何ら説明を受けておらず，大学病院の姿勢に疑問が投げかけられました．事故が明るみに出てから設置された大学病院の調査委員会は，カルテや人工心肺記録に空気の混入の事実が記載されているので組織的隠蔽ではなかった，と詭弁で結論しています．病院の誰もが知っているのに患者側には一切知らされない状況，これを組織的隠蔽というのではないでしょうか．

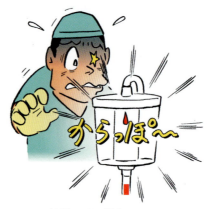

リザーバーが空っぽ

2) 脳梗塞，脳出血

　人工心肺を使った冠状動脈バイパス手術（CABG）のところでも説明しましたが（→14頁「①人工心肺装置を用いたCABG」），まず第一に，上行大動脈の壁の部分での損傷で発生したゴミが脳血流に流れ込むと脳の血管が詰まり，脳梗塞が起こります．また，手術で使用している人工心肺による血流は通常の循環状態における軸流という流れのパターンとは異なっているために，血管が曲がりくねった部分で血流がうまく行きわたらず，一部の細い血管には血液がうまく流れない状況が想像されます．そうなるとその血管が栄養している領域の壊死，つまり梗塞が起こります．

　手術の前には何も問題がなかった脳が，手術によって障害されてしまったという現実は，「執刀医の責任だ！」と裁判を起こされるほどご家族から怒りを買う事態であることは容易に想像されると思います．「術前からしっかりと脳梗塞発生の可能性について説明しておけば訴訟など起こらない！」と多くの医者は言います．しかし説明があっても「事前の説明で"脳梗塞は2〜3％の発生率ですよ"と言われれば"まったく起こらないものと同じ"と考えても当然だ」と患者さんやご遺族側に主張されて裁判になっているケースもあります．「どのように理解してもらうか」というのはここでも重要です．事前の説明で「2〜3％」などといったいいかげんな数字など出さないほうがよいと思います．

　筆者の経験した残念なケースを紹介すると，off-pumpで3枝のCABGを

行った患者さんでも術中に左心房内の血栓が原因で脳梗塞が発生してしまいました．この方は慢性の心房細動のある方で，左心房内に血栓がありました．脳の動脈にも狭い部分があるとあらかじめ判明していたので，off-pump CABGを行った次第です．心房細動がなくても，心臓の左心室の壁に血の塊（血栓）ができて心室の壁にくっついている場合もあります．別の患者さんでは CABG で心臓の動きがよくなったせいでしょうか，退院後に脳血栓塞栓症を発症し亡くなられた患者さんもおられました．

　心房，あるいは心室に血栓があるかないかは事前に調べて知っておく必要がありますが，血栓が見つかったとしても，人工心肺を使って心臓を切り開いて血栓を取りにいくか，off-pump でバイパス手術だけしてあとは運を天に任せるか，の選択・判断は非常に難しいといえます．なぜならそうした血栓は，ポロリと全部がうまくきれいに取れない場合があるからです．北海道の毛ガニの甲羅の裏側にあるカニ味噌のように，取っても取っても全部は取りきれない，というものだからです．

　このように総じて，残念なことに，心臓外科手術では脳硬塞という"好ましくない事態の可能性"が常に存在することを念頭に置いてください．

3）肝臓・腎臓機能障害

　人工心肺は人工の血流循環です．この環境下に曝されることで肝臓が大きく障害される場合が稀にあります．そうなると全身の血管が緊張を失い，拡張して血圧が下がり，心臓はバクバクと必死で動こうとするのですが，それでも血圧が維持できません．一分間の心臓からの拍出量が $10l$ を超える異常な状態となりますが，肝臓の壊死や体中の組織の壊死も進行し，患者さんの全身臓器は危険な状況に向かいます．こんな状況では本当に肝臓が原因なのかどうか断定できなくなるのですが，とにかく高心拍出量の状態，低血圧，多臓器不全，低血糖，血中アンモニアの増加，出血傾向など肝臓の機能不全で説明がつくと思われる事態が起こっているので，何らかの原因による肝臓の機能障害，あるいは廃絶，と考えています．

　肝臓は血液中に入ってきた異物を化学的に分解して解毒して胆汁で排出するという働きをもっています．体の中のゴミ焼却場のような働きをしているのです．変なゴミを燃やすとダイオキシンが発生して大気を汚染してしまうように，

肝臓も余裕がないと変な処理をして変なものを作ってしまう可能性もあります．手術で使うさまざまな薬剤の多くはこういった異物，つまり人体の中では異質なゴミのような物質です．薬剤以外にも，手術では体に有害な炎症惹起物質が生成され，体中に流れていきます．手術の操作にて，例えば電気メスで組織を焼いた時に，脂肪組織が焼けてエポキシ酸という有害物質が生成されるといわれています．こうした異物もすべて肝臓は処理してくれているのです．この肝臓が患者さんによっては日頃何とか日常生活を保てるぐらいのぎりぎりの状態で機能している場合もあり，手術によっていろいろな不純物が血中に入り込むと，肝臓が働きすぎになって機能が全部破綻してしまう，ということが起こりうるのです．こういった肝臓のオーバーワークは人工心肺を用いた心臓外科手術の全例で発生しているのですが，多くは，肝臓本来の予備能力が出動し，結果的に許容されていると思われます．

　また，手術前から存在する肝臓の障害については感知できません．肝臓機能については事前に肝臓で合成される血液中のコリンエステラーゼ（ChE）の値や，ICG（インドシアニングリーン）という色素を血液中に注射して，それがどのくらいのスピードで肝臓から胆汁の中に排出されるか（ICGリテンション・テスト）などで推定することができますが，完全なものではありません．「チャイルドの分類」というのも知られていますが，これで安心だからと言っても，術後に何も起こらないと保証できるわけではありません．とにかく血小板が10万$/\mu l$以下の患者さんは要注意です．肝臓は心臓のように今まさに動いている臓器のように，超音波や左心室造影の画像を見て「しっかりやってるな！」と，生中継でその働きを推し量ることはできないのです．

　手術を受ける前の段階で，すでに肝臓機能が低下している場合，その原因にはウイルス性肝炎やアルコール性肝炎があります．ウイルス性肝炎は血液の検査でその痕跡がわかりますが，感染の既往があることがわかっても，どれくらい肝臓の機能が低下しているのかはわかりません．つまり手術を乗りきれるだけの肝臓の機能が残っているのかいないのかは，手術をやってみないとわからないのです．冠状動脈の状態により，手術を受けるべき必要性が高い場合は，ある程度の危険性は予想されても手術は行われるべきでしょう．ただし事前の十分な説明と患者さんの納得が必要です．手術を受けないという選択肢もあることをはっきりと理解しておいてもらうべきです．

さらに，心臓外科手術を受けなければならない患者さんの中には，栄養過多で脂肪の代謝が悪くなっており，脂肪肝という状況になっているケースがあります．この脂肪肝はそのうちの数％が肝硬変という，肝臓の機能が非常に低下してしまう状態に進行するといわれています．手術の前は「肝臓なんて平気」と思っていた患者さんの手術で初めて肝臓を肉眼で直接見て（胃大網動脈採取の時や，偶然腹膜が開いてしまった時など），「こりゃ大変だ！」と思い知らされることがあります．くり返しますが，術前検査で血小板数が 10 万/μl 以下，特に 5 万/μl 以下といった結果がでた患者さんでは要注意です．

　一方腎臓はこのような理不尽な形で突然，術後に機能不全になることはまずありません．術後に心臓の動きが悪く，腎臓への血液の流れが少なくなることで尿が生成できなくなり，腎臓も一時的に浮腫を起こすなどして機能を低下させることはあります．

4）冠状動脈バイパス手術後の冠状動脈血流のロジック

　冠状動脈バイパス手術（CABG）とは，冠状動脈に血液が大量に流れるようにするためのバイパスを造設する工事です．よしんば工事に不手際があって造設した新しいバイパス血管にあまり血液が流れなくとも，「なんだ，新しい血管はだめじゃない！」と期待はずれに終わるだけで，手術前の状態より悪くなるはずがない！……，と誰もが考えることでしょう．そもそも，もともとの冠状動脈への血流が少なくなっていたから手術したわけですが，それでも手術前まではその状態でも心臓の機能を何とか保っていたわけですから，止まりそうな心臓に緊急手術を行った場合は例外としても，普通の予定手術では「バイパス手術をしくじっても心臓にはたいした結果になるはずはない」といえます．ところがなぜだか心臓外科医の間では"グラフト不全"といって，つないだバイパス血管が細くなったり攣縮したりすることで「心臓の機能が落ちる！」こともあり得る，と考えられています（→170頁「シーン⑦ CABG 後心電図が変わった???」）．とにかく，CABG では時として，手術によって心筋梗塞が発生したり，心電図変化があったりといった，どう考えても冠状動脈の血流が低下したとしか考えられないような現象が起こります．筆者は，そのようにCABG で心筋の状態が不良となるのは，つないだバイパス血管に問題があるのではなく，やはり冠状動脈自体が攣縮などによって閉塞してしまうか，血管を

縫っている時に血管の中に脂肪の塊や血管の壁が剥がれ落ちてできた異物が流れていく，あるいは縫った部分の血管が解離する（ひび割れてしまう），といった縫い付けられた冠状動脈に何らかの異変が起こることが原因だと思います．CABG を受ける患者さんは動脈硬化が全身の動脈に存在してもおかしくありません．特に上行大動脈の壁が動脈硬化を起こしていて，ぼろぼろと剥がれ落ちやすい状態になっているかもしれません．そんな状態の患者さんの場合，off-pump で CABG を行っても脳梗塞や心筋梗塞が起こる可能性は否定できません．

心臓弁手術後の冠血流障害

　筆者が執刀した大動脈弁狭窄症の患者さんで，手術のあとに多臓器不全で亡くなられた患者さんがいましたが，解剖させていただいた結果，左冠状動脈の回旋枝に粥状の塊が詰まっていた，という結果を病理解剖を行った医師から知らされました．おそらく同様に大動脈の壁の粥腫（アテローム・プラーク）が，血管の壁から剥がれ落ちて体中に流れていって詰まったために多臓器不全となったのでしょう．同じような事が起こる可能性はいつもあります．「私は十分注意しているからそんなミスなど絶対にない」などと豪語する若い心臓外科医がいるかもしれませんが，経験ある心臓外科医には絶対にできないことです．

　また術中，高齢女性の心臓の左心室を持ち上げていて，それだけで左心室の壁が裂けた例を見たことがあります．さらに別のケースでは，人工心肺の脱血管を持ち上げた時に脱血管の挿入部付近の右心房の壁ごと引きちぎれてしまったこともあります．これらは結果的に「粗野な操作」が原因，と言えますが，術者が普通の操作手順のつもりで行ったことが思わぬ事態を招いてしまうもの

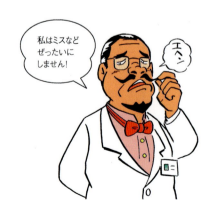

でもあるのです．このような場合，なんとか修復を試みるしかありません．このようなアクシデントをのりこえたとしても，心停止や人工心肺が長時間になってしまう結果が待っています．このような患者さんを救命するには，術後の濃厚で献身的な治療に頼らざるを得ないこともあるでしょう．

5）事故的な損傷—大動脈解離

　心臓外科手術では，時としてはからずとも手術の操作の事故で大変な事態に陥ることがあるのですが，その最悪のケースに人工心肺の送血管挿入操作などによる急性大動脈解離があります．人工心肺の操作には送血管の挿入，心筋保護液の挿入（ルート・カニューラ刺入），上行大動脈にバイパス・グラフトの中枢側（片一方は冠状動脈につながっている）をつなげる，などがあり，それらの挿入部や孔に解離が発生します．発生する時期も，孔を開けた瞬間に発生するものもあれば，管を抜いて止血も完了，もう創も閉じよう，などと思っている時に，突然ドカーンと上行大動脈が2倍ぐらいに腫れ上がる，すなわち急状大動脈解離が発生するということもあります．

　最たるものは，上行大動脈に人工心肺の送血管を差し込む時に発生する大動脈の解離でしょう（17頁参照）．これはあまりにも悲惨です．筆者も自身で2件，助手をしていて3件の合計5件，目の前で発生した経験があります．送血管を差し込んだ時は何もなく，手術の操作が進むにつれて上行大動脈が拡大してきて「アレ？ 変だぞ！」と動脈解離が確認されました．人工心肺を用いた心臓外科手術後1カ月程度で突然死する患者さんは，このような解離が発生していて，手術室では微細であったものが術後に徐々に顕著となり，その後，突然拡大したのではないかと想像します．「手術は大成功！」と安心していても，手術後に入室したICUでやはり送血管挿入部で徐々に解離が進行したケースも経験しました．

　そのほかの事故的な損傷としては前述の，回旋枝を縫っている時に心室を持ち上げすぎて心室が裂けたケース，右心房に挿入した脱血管が右心房の壁ごとすっぽりと抜けてきたケース，右心房に脱血管を入れる時，心房の背中側に開いている冠状静脈洞に無理やり突っ込んでしまい，その部分が裂けてしまったケース，逆行性冠灌流という方法で心臓の停止液を冠状静脈に入れようとした際，そのカニューラで心臓の背面を裂いてしまったケース（裁判事例．当初，

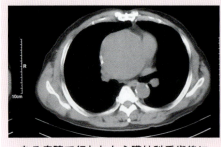 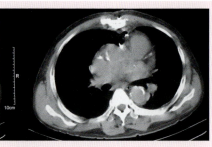

ある病院で行われた心臓外科手術後に上行大動脈に解離が発生し，数年間放置されていた症例 / 同じ患者さんの上行大動脈を人工血管に置換した術後の同じレベルのCT

術中・術後に手術操作が原因で大動脈が解離を起こすことは，十分にあり得る不可避の合併症である．ところが執刀医らは患者にその事実をまったく説明せず，たまたま外来担当医が夏休みで不在の際に別の医員が診療に当たったことで事実が発覚し，急遽手術が検討された．たいした病院である．

病院は逆行性冠灌流法を手術で使ったという事実を隠していた．その2年後の研修医の証言で明らかになった)，など実例は多々あります．心臓弁の手術で恐れられているのは僧帽弁置換術時の左心房後壁破裂です．著者も二度経験がありますが両方とも救命できました．幸運であったと思います．これらは偶発的なものです．100％発生を予防することはできません．すぐに見つけて対処するしか救命の方法はありません．

◆ ダメージケースの術後管理

　これまで説明してきたように，手術中に予想外のアクシデント，思わぬ部位の損傷，急性大動脈解離，大量輸血，人工心肺操作による脳梗塞などが発生し，患者さんがほとんど致死的なダメージを受ける場合があります．さらに原因不明の術後の心筋収縮力低下，腸管壊死など，原因がまったくわからない事態で患者さんがピンチに陥ることがあります．そんな時，執刀医は，銃弾を受け，「なんじゃーこりゃーっ」と叫んで倒れた松田優作のジーパン刑事（「太陽にほえろ！」）の心境です．目の前の現実がどうしても受け入れられない，といった心境なのです．自分の運命を呪いたくなることもあります．原因の究明のためにCTや血管造影，内視鏡検査，再開胸などが試みられます．対処については各アクシデントの項で述べてきましたが，そのつど臨機応変にと言うしかあり

ません．いや祈るしかないと言うべきかもしれません．このような大事件に際して，医療側も動揺してしまいます．

ICUではご家族の面会のタイミングがずれてしまい，執刀医が会えないこともあります．彼はツキに見放されているのです．執刀医は患者さんや患者さんのご家族に大変申し訳ない気持ちでいっぱいですから，患者さんのご家族の面会の際には執刀医が極力同席できるよう，周囲が配慮するべきです．

こんな場合，執刀医は本当に孤独です．

2 心臓外科手術後の管理でやらなければならないこと

心臓外科手術後の患者さんがICUに収容されてから行わなければならないことはたくさんありますが，その代表的なルーティン・ワークを紹介します．

1）患者さん，手術の情報収集

先に挙げた3通りのパターン（楽勝ケース，重症ケース，ダメージケース）のいずれにあたる術後管理をしなければならないか，をまず見極める必要があります．そのためには患者さん，手術についての情報収集をしなければなりません．執刀医の精神状態というのも「いったい手術室で何があったの？！」を知るための参考になるでしょう．執刀医が機嫌よく，自信満々で患者さんやご家族に手術の経過を報告している様子を見れば「今夜は楽勝ね！」という具合です．「看護師がいちいち執刀医の気持ちを慮ったり，顔色をうかがう必要はない！」と叱られるかもしれませんが，執刀医は看護師さんにとっては同僚です．心臓外科医が病院中の鼻つまみ者，寄生虫とみなされている病院は例外として，気持ちを理解してあげてください．それとそのことでさらに重要なことは患者さんのご家族の気持ちを理解することです．どのような重症な患者さんでも家族は全快を祈っているのは当然です．「まあ，大丈夫！」と思っていた手術と，「99％だめでも1％の望みに賭けて！」という手術では，同様に術後の状態が安定，あるいはそれなりの不安定な状態になっていても，ご家族への対応は異なります．

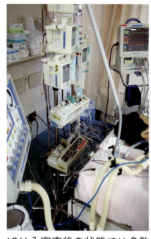
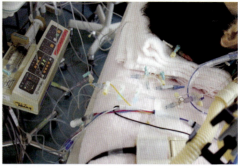

ICU入室直後の状態では多数の点滴チューブが入り組んでいる．つなぎ忘れや知らないうちに接続が外れている可能性を常に念頭に置いておくべきである．

2) 人工呼吸器，持続点滴ライン，モニター類の確認

　通常，心臓外科手術直後の患者さんは人工呼吸器で呼吸が管理されています．またドパミンやノルアドレナリン，メイン輸液と通称される基本的輸液，ニトログリセリン（TNGともNTGともいう），ニコランジルなどの血管拡張薬の輸液の量が微妙に調節されています．その他，末梢静脈からの点滴ラインがあります．モニター類も心電図，動脈血圧，指先の酸素飽和度サチュレーションモニター，スワン・ガンツカテーテルからの心拍出量や肺動脈圧，血液温度，などがあります．これらのラインが抜け落ちていないか，電線コードがしっかりつながっているかなど，確認が必要です．設置当初は問題がなくとも，諸検査時の患者さんの体動などで抜け落ちることもありますから，X線撮影後や体位変換の際に抜け落ちていないかそのつど確認しましょう．特に動脈ラインは重要で，抜け落ちると深刻な事態を招きます（**事例提示2**）．

事例提示2

〈動脈ラインから大量に血液が漏れ出ていた例〉

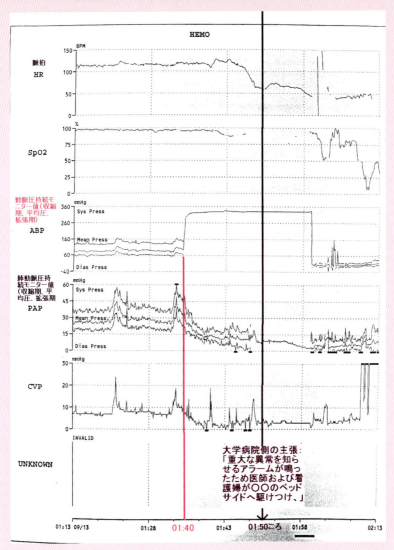

ある病院のICUで起こった事件．看護師が急変に気がついて駆けつけると患者の動脈ラインから大量に血液が漏れ出ていて，すでに手の施しようのない状態だった．トレンド機能で記録されていた経過を見ると午前1時40分に動脈ラインの圧モニターの測定が消失し，この時点で圧測定トランスデューサーとの接続が遮断されており，三方活栓の

コックが誰かによってひねられていた可能性がある．この直後からスワン・ガンツカテーテルで測定していた肺動脈圧や中心静脈圧（CVP）が低下し始めている．そして上段のHR（脈拍）も上昇している．このような脈拍が上昇し，血圧が低下する状況はToten Kreuz トーテン・クロイツ（死の十字架）とよばれ，19世紀には外科医が術中の出血で患者を失う際の前触れとされていた．

動脈ラインからの出血は5分以内に発見しなければならない，という鉄則をこの不幸な出来事からわれわれは学ばなければならない．また，この病院のICUでは，異変が起きたあたりの時刻は勤務交代の時刻だったということだ．裁判での病院の主張は1時50分ごろアラームが鳴り，急いで駆けつけた時にはもう手の施しようがなかった，ということだが，このトレンドグラフを見るかぎり，1時50分の時点であらためてアラームが鳴り出す理由はあるのだろうか．疑問が残る．1時58分から基線の振動が突然激しく起こっているが，これは心臓マッサージによるものではないのだろうか．だとすれば，異変に気がついたのは1時58分ではないだろうか．いずれにせよ，同様の事故がいつどこの病院で起こっても不思議はない．身につまされる貴重な事例である．

3）体温の調節

通常，術直後は患者さんの体温が低下しています．患者さんの体温が低下した状態を改善するのは，通常，看護師さんの役目だとされています．電気毛布や温枕（おんちん）で手足を温めてあげると，末梢血管を拡張することにより末梢循環が良くなり，心臓の後負荷が取れて，心臓の拍出量が改善します．温枕では低温やけどに気をつけましょう．

有能な看護師さんにより有効な処置が取られたならば，ICU収容後3～4時間以内に体温は改善するものです．このような看護師さんの看護介入が，どんなにすぐれた薬剤よりも有効に血行動態を改善することがあります．

また，人間の手足や全身のさまざまな部分は互いに影響を及ぼし合って複雑な生命現象を支えていると思われます．いわゆる臓器連関です．リフレクソロジーも無視できません．心臓の収縮力が弱く，対処のしようがなかった状態の患者さんの足の裏のつぼを押したところ血圧が上昇し，心臓機能が回復したと思われた例もあります．

4）胸部X線写真の確認

心臓外科手術後の胸部X線ではスワン・ガンツカテーテルの位置，ドレーンの位置，術野（心のう）から胸腔に垂れ込んだ血液の有無などを確認します．これはもちろん医者の役目ですが，看護師さんもX線写真を読影できる知識と経験を積むべきだと思います（「**事例提示3**」）．稀に気胸が発生していることが

あります．そしてそれよりも，医者がそのＸ線所見を見逃していることがあります．

5）カリウム濃度の補正

人工心肺を用いた心臓外科手術後にはカリウム濃度が 4.0 mEq/l を下回る傾向があります．カリウムの低濃度は不整脈の原因となるため，カリウムを付加＝微量点滴します．中心静脈ライン（CVライン）やスワン・ガンツカテーテルから一時間あたり 0.2〜0.4 mEq/l/kgbW 程度投与します（kgbW：体重 1 kg あたり）．尿が一時間で 100 ml 以上排出されている場合，カリウムは自然に減っていく傾向があります．通常，人工心肺を使った心臓外科手術の場合，手術直後は 200〜400 ml 程度の尿量は，何も処置をしないでも勝手に維持されるか（心臓機能と腎臓機能が良い場合），あるいは利尿薬を用いて強制的に維持します．人工心肺を使った場合，必ず患者の全身の末梢組織は浮腫により水分過剰の状態にあるからです．

事例提示3

〈血胸を見過ごしたと考えられる例〉

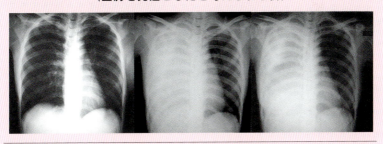

3枚の写真は心臓外科手術後の患者ではないが，ある病院に悪性リンパ腫の疑いで入院した女性患者の治療状況を示す胸部Ｘ線写真である．右鎖骨下静脈からの中心静脈の穿刺直後（左）には問題のない胸部Ｘ線写真であったが，同日深夜に撮影したと思われる（撮影時刻は病院側により消されてしまっていた）．胸部Ｘ線写真（中央）では，右胸腔におびただしい出血が確認されている．理由は不明であるが，日付を変えた翌日の同様な所見を示す胸部Ｘ線写真（右）が撮影されるまでの間に，胸腔ドレーンが挿入されるなどの治療処置が行われた形跡はない．中央の写真はいつどのように撮影され，どのように読影されたのであろうか．釈然としない．いずれにせよ中心静脈穿刺による数時間，ジワジワと出血し続ける遅発性の出血では，気がついた時にはすでに重篤な状態となってしまっていることがあり，十分な注意が必要である．

6) 尿量をチェック！

　人工心肺を使った心臓外科手術後，看護師さんや執刀医は尿量に一喜一憂するのが普通です．一時間あたりの尿量が100 ml以下では芳しくない状況です．
　一方，off-pump CABGでは手術中の水分の出納バランスについてもあまりオーバーではないはずなので，50 ml/時間程度の尿量が確保されていれば何も気にする必要はありません．
　人工心肺を用いた心臓外科手術で術後に血行動態が安定しているのに尿量が少ない時，導尿カテーテルが詰まっていないか，折れ曲がっていないかなど，尿が落ちてこない物理的原因がないか確認しましょう．それでも尿量が少ないのであれば，さらなる昇圧剤の使用やボリューム負荷で循環血液量を増加させる処置が必要です．

7) 心電図のチェック！

　心電図で不整脈の有無，不整脈が出ているとしたら上室性（心房からの不整脈）か心室性か，もし心室性ならばいつも同じ形で同じ部分から出現している（モノ・フォーカルといって比較的安心）のか，いくつかの違った場所から出現している（マルチ・フォーカル，こちらはヤバイ！）のか，の判断がつかなければなりません．さらに心室性不整脈が連発するショートラン，R波がT波の上に乗っかっているR on Tは心室細動がさし迫っている危険な状態であることを示唆しています．心電図でカリウムの濃度も推定できます（→88頁「**事例提示1**」参照）．また心電図から脈拍の増減や，麻酔からの覚醒度（麻酔から覚めると脈拍は増加する），体液の過不足（不足しても過剰であっても脈拍は増加）も推定できます．

8) 体動脈圧と肺動脈圧のバランスのチェック

　体動脈圧は左心室のパワーをおおむね象徴します．もちろん高ければ高いほど左心室のパワーがあるということですが，反対に肺動脈圧の上昇は右心室のパワーを……というよりやはり左心室のパワー低下の影響，ともいえますが，これは右心室が余分に働かされている状態です．左心室があまり仕事をしないので右心室が「もっと働け！」とせかしている状態を示しています．したがっ

て左心室が良好な状態では体動脈圧が十分高く，肺動脈圧が気持ちよく低い，ということになります．双方とも，平均圧にして 80 mmHg（体動脈圧）と 20 mmHg（肺動脈圧）など，両者の比がおおよそ 4 対 1，あるいは 3 対 1 の比であれば楽観的になれます．2 対 1 の比では肺動脈圧が高い，厳しい状態といえます．

9）肺梗塞の予防

比較的若い患者さんで off-pump CABG を行った場合，凝固機能が相当に温存されています．また術後出血がしばらく継続している患者さんでは凝固機能が亢進し，出血部位近傍の深部静脈内に血栓を形成することがあります．長期臥床も肺梗塞の原因となるので，どのような患者さんでも術後 1 日目から立位負荷を主としたリハビリテーション・プログラムを作成すべきです．

10）ICU シンドロームのお世話

ICU では術後に異常に興奮したり幻覚に怯えたり理由もなく怒りに震えたりする患者さんが時におられます．このような患者さんの現象を ICU シンドロームとよんでいますが（→200 頁「シーン⑫いっちゃってる！ICU シンドローム」），患者さんが手術前，理性の力で無意識の世界に押し込んでしまい抑圧した恐怖の反動で生じるものではないかと筆者は考えています．手術前に無意識の世界に押し込まれていた不安のエネルギーが，地底のマグマのように術後

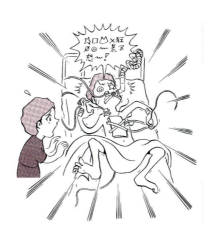

ICUで表面に噴出するのです．その証拠に，一般的に，精神的に頑強といえる女性患者さんでICUシンドロームが発生することはありません．ベンゾジアゼピン系の薬剤はこうしたせん妄や妄想を増大させる傾向があるので，「眠れないの？じゃ眠剤！」とセルシン®などを投与すれば確実に症状は悪化します．このような場合の対応としてはヒドロキシジン（アタラックス®-P）が有効と信じられてきました．しかし最近の知見では有効性は乏しい，とのことです．ただし，これらの鎮静のための薬剤は投与が重なったり投与速度が急激だと，すべからく呼吸停止や心停止を招く恐れがあるので，注意深く怖々と使用しなければならないのは言うまでもありません．あらかじめ気管内挿管を行い，人工呼吸器で管理するつもりであれば，ドルミカム®などの全身麻酔薬を使用して一時的に鎮静させるのも一方法でしょう．セレネース®という薬剤がかつてはこのような状態の患者に多用されていましたが，最近では「有効性がない」として用いられなくなりました．

　もう一つ注意しなければならないのは，このような症状は脱水や心不全，低心拍出量により症候性（はっきりとした理由がある，あるいは重大事態の警告として発生している）の場合もあるということで，その場合には脱水の補正や電解質の是正，心拍出量の増加や血圧の増加，出血に関する対処（再開胸止血術）で完全に鎮圧することができます．したがって術後に突然興奮状態になった患者さんを見て，安易に「またかいな！ 難儀なこっちゃ！」と，普通のICUシンドロームと考えて見過ごすべきではありません（「**事例提示4**」）．

事例提示4

〈術後，突然興奮しベッドから立ち上がろうとした直後に心停止した例〉

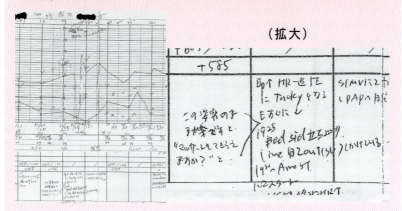

（拡大）

　ある病院において心臓外科手術後にICUにて管理中，患者が突然興奮しベッドから立ち上がろうとしたがその直後に心停止した．その時点までも血行動態は低空飛行状態ではあった．「この姿勢のままが楽です」などと看護師と会話を交わしている．しかしその直後の19時25分，「Bed side，立ち上がり」とあり，そして19：30分「Arrest（心停止）」とある．患者が立ち上がったので心停止が起こったのか，心停止が起こる要因，あるいは低心拍出量症候群がもともとあってそれが患者を興奮させ，患者が立ち上がったのか，2つの可能性が考えられるが，どちらかを特定することはできない．患者，看護師に突然襲ってきた修羅場が生々しく記録された貴重な資料である．心筋梗塞の患者であれば突然患者が興奮してベッドから転げ落ちたり奇声を発したりしたと同時に心停止が見られる場合，心室細動による心停止や心臓破裂などが突然発生したことが原因であると考えられる．

11）不整脈について

　さて大なり小なり不整脈は心臓外科手術のすべてにつきものです．心臓外科手術では心臓は生まれて初めてのとんでもない経験をするので，多少機嫌が低下した状態（不整脈）が続きます．不整脈の一般的な対策を**表6-2**（次頁）にまとめました．

表6-2 不整脈の種類と対策

上室性不整脈	1. カリウム濃度が低くならないようにする． 2. 脱水状態，心房が十分に膨らんでいない状態（中心静脈圧；CVPが低い状態）も上室性不整脈の原因と考えられるので，体液を補充して心房を膨らませる． 3. アミオダロン静注投与 4. シベノール®，アスペノン®，タンボコール®などの薬剤投与
心室性不整脈	1. カリウム濃度が低くならないようにする． 2. 上室性不整脈と同様，心臓が十分に満たされない場合，心室性不整脈も起こりやすいので hypovolemia を是正する． 3. スワン・ガンツカテーテルの位置によっても心室性不整脈は出現するので位置を慎重に確認・調節する． 4. マグネシウムの投与も有効． 5. もっとも手っ取り早いのがリドカイン（キシロカイン®）の投与．高頻度に出現している場合，50mg，100mgをワンショット注入する．リドカインは比較的早く分解・失活する．予防的には一時間で50mg持続投与する．アミオダロン静注が今日ではよりポピュラーか． 6. 冠状動脈の急性閉塞が吻合操作で発生することで生じる心室性不整脈もある．突然の徐脈，心室性二段脈の場合，これを疑う．

3 術後管理の功罪—術後管理が術後イベントを防ぐ！

　さて，心臓外科手術後の良質な術後管理の意義は大変に大きいものであるということをこれまで説明してきました．術後管理はその施設の心臓外科手術の成績を左右するのです．

　では術後管理が最悪のものであったとして，どの程度足を引っ張り得るものでしょうか．

　なぜこのような問いかけを筆者がするかというと，それは不幸な結果に終わった患者さんの経過を顧みる際，術後管理にその責任をどれだけ追及できるか，そういった観点も存在するということに留意していただきたいからです．施設の成績が左右される，ということは，よい術後管理がなされている施設では手術の成績も良い，ということですが，悪い成績の手術の場合，術後管理にその原因があるかもしれない，と考える見方もあるということです．もちろん執刀医の適応患者の選択に原因がある場合や，手術の技術が未熟である場合，つまり手術が下手

クソな場合はいくら術後管理でがんばっても手術成績は向上しないのは当たり前です．そのような例では患者さんの状態が悪くなった時に，「お前らは何を見ていたんだ！」と医者から罵られることにいつまでも甘んじていてはいけません．「先生！ もう手術しないほうが世のためです」とやさしく忠告してあげる必要があります．西洋のことわざにこんなものがあります．「悪魔が繁栄するために必要な条件は，良き人が何もしないことで十分である（Edmurd Burke）」．

適切な術後管理能力をもつことは患者さんにでき得るかぎりのことをしてあげられること，そして患者さんの予後を左右することを忘れないでください．

ところで，術後管理に原因があるかどうかは別として，心臓外科手術後に患者さんが暗転してしまうことはどれぐらいあるのでしょう．「第7部ミッションに応えろ！―問題のある患者さんにどう治療するか」にて心臓外科手術後に起こり得るイベントを列挙していますが（→135頁），ここでは，ずばり「術後管理の技能と術後イベントとの関係」を明確にしながら，術後に起こり得るイベントについて説明したいと思います．

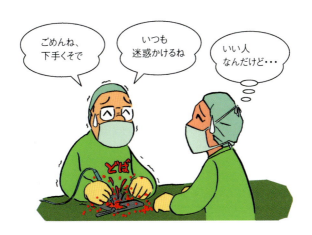

＊第6部 心臓外科手術後の患者さんのパターンと術後管理

1）心不全の原因と術後管理

心不全が術直後にすでに存在する場合，もともと患者さんの心臓に予備的能力としてのパワーがないのか，あるいは手術で落とし込んでしまったのか，そのどちらかが原因です．

しかし術後に問題のなかった心臓の機能，つまり血圧もしっかりしていて心拍出量も正常，肺動脈圧も十分低く，尿量も保たれている状態であった患者さんが，ICU入室後しばらくして，あるいは突然，血圧の低下，肺動脈圧の上昇などの心不全状態になったのであれば，「術後の管理が不適切であった」と責任を追及される可能性があります．心臓外科手術後の患者さんでこのようなことが発生する要因は，突然のバイパス・グラフトの閉塞（冠状動脈バイパス手術；CABGの際）も出血や心タンポナーデもない場合であれば，

> 心不全の原因
> ①（CABGの場合）不十分なバイパス・グラフト血流による左心室収縮能力の低下とそれに伴う僧帽弁逆流の出現
> ②過剰な血液量による心臓前負荷の増大
> ③過剰なカリウム投与による心臓機能の低下
> ④過度の「水引き」による脱水

の4つが挙げられます．

❶（CABGの場合）不十分なバイパス・グラフト血流による左心室収縮能力の低下とそれに伴う僧帽弁逆流の出現

吻合したバイパス・グラフトの血流が十分でなかった，つまりCABGの目的が十分に果たされていなかった，という場合は，もちろんこれは術後管理のせいではありません．この事態がいち早く判明すれば，すぐにもう一度CABGをやり直す決断をすべき状況かもしれません．しかし患者さんの冠状動脈の病変の状態や年齢，他臓器の障害など合併している疾患の状況から，再手術を行っても技術的に，これ以上冠状動脈の血流を良くすることはできない，と判断されている場合もあります．冠状動脈の病変があまりにもひどく，うまく吻合できなかった場合です．このような場合は手術によりある程度心臓機能

を落とし込んでいますから，術後管理のウデの見せどころ，つまり重症ケースの術後管理のパターン（→103頁「②重症ケースの術後管理」参照）ということになります．こういった重症例，特に心筋梗塞が原因で左心室の壁運動が低下し，左心室が拡大して発生している僧帽弁の閉鎖不全の場合（tethering テザリング），術直後は心臓が小さくなっているせいで僧帽弁の逆流は止まっていても，しばらくして，例えば気管内チューブを抜管して心臓の負担が増した時などを契機として突然悪化することがあります．尿の流出が突然停止したと思ったら肺動脈圧は突然上昇，患者さんは不穏状態（興奮状態）に，という具合です．再度気管内挿管を行い，人工呼吸の状態に戻すことや，ミルリーラ®，アムリノンの投与などが功を奏する場合があります．しかし，最も重要なのは急変を察知すること，そしてその原因がなみなみならぬものであり，しっかりと対応しなければならないものである，という認識ができることであり，これらが術後管理に要求されている最重要課題だといえます．

❷ 過剰な血液量による心臓前負荷の増大

輸液の過剰投与についてはある程度予知し得るものです．中心静脈圧（CVP）の上昇や，尿量に比較した輸液量のバランス・オーバーで論理的に輸液の過剰さは判断できます．

❸ 過剰なカリウム投与による心臓機能の低下

カリウムの場合も同様に，過剰投与をある程度見抜くことができます．前述したように心電図のモニターを観察し，T波の形を見比べるだけで，異常な高濃度のカリウムの状態を予知することが可能です（→122頁「7）心電図のチェック！」）．

❹ 過度の「水引き」による脱水

心臓外科手術後の術後管理において，❷を怖がりすぎて利尿薬を多用するなどして患者さんを脱水状態にしてしまうことがあります．肺動脈圧の低下や，低い中心静脈圧（CVP）で血圧が保たれている状態は心臓外科医にとって気持ちのよいものですが，うかうかしていると突然血圧が低下，脱水による循環不全が発生し，心臓にも悪影響を与え，長びく心不全となることがあります．

2）不整脈と術後管理

心臓外科手術後の術後管理の目的の一つに不整脈の監視があります．心室性

不整脈の出現にはスタッフのみなが敏感です．特に「ショートラン（心室性不整脈の連発）」などという言葉はものすごくインパクトがあり，当直室のテレビで低俗なバラエティ番組に見入っている当直医もすっ飛んでくるはずのものです．ですから，ショートランを確認したらすぐに医者を呼ぶべきです．術後管理を任されているスタッフが，モニターにショートランが出現しているのに放置したならば，あとで「なぜ見逃したんだ！」と罵られても弁解のしようがありません．このような場面でくれぐれも確認を忘れてならないのは，右心室内のスワン・ガンツカテーテルの刺激で心筋性不整脈が連発する，という事態です（88頁の事例提示1に「スワンガンツ再固定」の文字が見られます．深い配慮が読みとれます．有能な看護師さんであったことが記録からわかります）．

　心臓外科手術後に発生する心房細動の原因は不明です．

　手術前からときどき心房細動になることがあったにもかかわらず，本人にも担当医にも認識されていなかったものなのかもしれません．

　僧帽弁手術などで手術中に一時期，心房細動であったものが，拍動再開時に正常洞調律に復帰し，術後数日でやはり心房細動に戻ってしまう，という場合もあります．こういう状態ではたとえ心房細動でも血行動態の変化，あるいは悪化は乏しく，また患者さんも自覚はありません．5〜20％の一回拍出量の低下が見られる，といわれています．いわゆる atrial kick とよばれる生理的現象がなくなるからです．atrial kick とは心房が収縮することによって心室に血液が勢いよく流れ込む，というもので，心室がより充満して拍出量が多くなる，ということが毎心拍で起こっています．

　心房細動が発生して著しく患者さんが自覚する場合があります．動悸やめまい，目の前が真っ白になる…などなど急激な血行動態の変化によるものです．この場合，著しい血行動態の悪化，つまり血圧の低下，心拍出量の低下を伴います．細動する心房の無謀な命令に心室はついていこうとして脈拍は増加するのですが，拡張期に心室を充満できなくなり，結果，血圧が低下し心拍出量も低下するのです．

　このような場合，今まであまり心房細動を経験したことがない患者さんである，ともいえます．そして患者さんの心臓も，心房細動に慣れていない，ということです．過度の飲酒や脱水，アシドーシス，低血糖で心房細動が突然誘発されたなら，誰でもこんな状態に陥ります．原因は脱水，低カリウムなどさまざ

まな要因の複合でしょうが，対処はカリウム濃度の補正，マグネシウム投与，アンカロン®，またはオノアクト®の投与，カウンターショック（DC）などが必要です．ただ判断の拒否，あるいは思考停止の産物としての経過観察はよい結果を招きません．何らかの「攻め」の対応が即座になされる必要があります．大勢を決する決断の時です．

3）縦隔炎と術後管理

　縦隔炎は非常に悲惨な術後の合併症です．感染の経路は特定できない場合が多く，治療側にとっても理不尽な合併症です（→150頁「シーン④出血してるー！ 再開胸止血術！」）．この感染症の原因としては，術後の創部皮膚表面の状態が影響している場合が多いのではないか，と考えられます．術中に侵入した細菌で感染症が発生する，というのは実は稀であり，術後にドレーンの孔や傷口から外部あるいは創部皮膚表面の細菌が侵入するのが原因ではないかと思います．MRSAが原因菌の縦隔炎で，DNA検査を行ったところ，患者さんの皮膚から術前に検出されていた菌が創部に侵入していたという事例が報告されています．心臓外科手術後の患者は胸腔という，呼吸によって陰圧になる箱（陰圧呼吸）に孔を開けられた状態です．稚拙な手技で傷がうまく閉じていない場合や胸腔ドレーンの孔に内部との交通があれば，呼吸で患者さんが息を吸うたびに，皮膚表面から空気が吸い込まれるかっこうになります．これによって細菌が創部に侵入するのではないかと想像されます．そのことを十分に認識して創部の管理が行われるべきですし，そうしてほしいと思います．

4）呼吸状態の管理

　術後も調子の良かった患者さんの呼吸状態が急に悪くなることがあります（→145頁「シーン③サチュレーションが下がった！」）．その状態とは，まずいつも気にしている酸素飽和度がパルスオキシメータによるサチュレーション（パルスなど地方の方言によりよび方はさまざまです）の数値で95を切ってくる，という状態です．痰が詰まったのでしょうか？ 患者さんが嘔吐して気道に異物が流れ込んだのでしょうか？ それとも肺は問題がないのに，心臓の機能が落ちて心不全になって心拍出量が減ったので酸素飽和度も低下したのでしょうか？ ついにサチュレーションの値は80台に！ そのような状態になれば再び気

管内挿管をしなければなりません．こうして気管内挿管して胸部X線写真を撮影してみると，肺は真っ白で水びたしになっています．肺水腫でしょうか，誤嚥が原因となった誤嚥性肺炎でしょうか．仮に誤嚥性肺炎だとしても，ひょっとして心不全が先で，それで状態が悪化する中で痰が詰まり肺炎の状態になった可能性も否定できません．いろいろな要因が重なって最終的に呼吸状態が悪くなった，というのが多くの場合，真相ではないでしょうか．特に誤嚥があったとしても，いつどのように，という時点は特定できない場合がほとんどでしょう．

　これはよくあるストーリーです．つまり，『呼吸状態の悪化→再気管内挿管→肺は真っ白→「ちゃんと痰を吸引してたのか？」と看護師がなじられる』というストーリーです．医者の責任でもあり，看護師の責任でもあります．患者さんの状態が悪化したらスタッフの全員が責任を感じ，反省すること．これこそが優秀な術後管理，といえるでしょう．

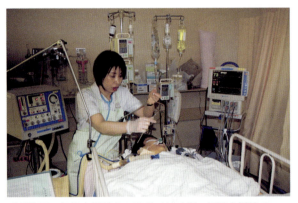

呼吸管理：気管内挿管中の患者では時折，気管内挿管チューブ内の喀痰を吸引する必要がある．喀痰の吸引に際してジャクソンリースなどで行う換気は，気道のマッサージになり，末梢気道の喀痰が移動してくる効果もある．

4　最後に一言！　口頭指示について

　筆者自身も答えが見つからなくて困っている問題があります．それはICUにおける医師の指示と，看護師の判断，看護師の実際の処置の関係についてで

す．看護診断という言葉がある一方で，医師からの口頭指示が行われた場合，看護師の責任の所在は不明確なものになってしまいます．

　口頭指示が招く悲劇は枚挙に暇がありません．手塚治虫氏の『ブラック・ジャック』にもこんな話があります．テレビ画面のアイドル歌手に夢中になっていた医者がウワの空で「じゃあペニシリンやっといてー」と看護師に指示するのですが，患者はペニシリンショックで死んでしまいます．患者のカルテには「ペニシリン禁」と大書きしてあったのです．医者は「そんなことは言った覚えがないぞ！」と看護師のせいにしてしまいます．また実際の例では，東北の病院で直腸がんの術後の50歳の男性が腹痛を訴えたということで，当直医がブスコパン®，セレネース®6A，そして最後にドルミカム®を口頭で指示して看護師が投与，その結果，患者は心肺停止となりました．ドルミカム®は気管内挿管の準備をした状態でないと静脈内投与してはならない薬剤です．患者の診察もせずにいた当直医は電話で「えっ，まだ痛がってんの？　しょーがないなぁ」というふうに鎮静薬投与の指示をくり返したようです．

　筆者自身にもこうしたことがあります．高齢（83歳）の患者さんが緊急手術（CABG＋大動脈弁置換術）のあと，再度気管内挿管になりました．人工弁が入っていたので抗凝固療法が気になり，ヘパリンの投与を口頭で看護師さんに指示したのです．すると別の看護師さんがすでにワーファリン®が数日前から投与されており，プロトロンビン時間は十分に延長していることを教えてくれました．すんでのところでヘパリンの投与はなされずに済みましたが，もしそのまま投与されていたら脳出血や創部からの再出血を誘発し，心タンポナーデになっていたかもしれません．

　もしそのようなことになっていたら，それは明らかな医療ミスとなります．そしてその責任は当然指示した筆者にあります．しかし事故が起こったあと，「そんなこと言ったかなぁ」，「そんなこと言うはずないじゃないか」などとしらばっくれたら，看護師さんの立場はありません．

　電子カルテの時代になっても医療行為の一部始終をすべて記録して残すことは不可能です．将来は，ICUには防犯ビデオのような映像監視システムが導入されるかもしれません．

　ICUにおける膨大な薬剤や処置について，緊急事態に際してはこういった口頭指示や，あるいは口頭指示なくして行われる看護師さんの医療行為は大変重

要で必要なものだと思います．しかしその内容の程度，緊急性，そして何よりも医師と看護師の間の人間的信頼関係でその可否が決定されるものだと思います．互いの信頼関係がなければ，かんちがいは起こりやすく，不信感を増大させ悪循環に陥ります．いや「慣れ」のほうが油断を生み，より重大な事故の原因となるかもしれません．

　筆者はかんちがいや言いまちがいによる多くのピンチを看護師さんに救ってもらいました．例えば血圧が下がった患者さんにネオシネジン®（a 刺激薬）を投与しようとして，言いまちがえて反対の作用をもつレジチン®と指示し，危うく患者さんに投与するところだったのですが，看護師さんに「センセイ，もういちど確認しますけどレジチン®でよいんですね」と念押ししてもらい，「あっ，しまった！ まちがえた！」と，助けてもらいました．

　そんな時，自分のかんちがいを隠そうとする医者から「ばーか！ そんなこと言うわけないだろう！ お前を試しただけだ！」などと意地悪を言われ，裏切られ，傷つけられた経験をもつ看護師さんもいるかもしれません．そう思うと，われわれ医療者にとって一番大事なことは，人間として信頼できるスタッフに囲まれて仕事をするために，そういった職場環境を作り上げ，維持することにまず全力を尽くすことだと思います．これがよい医療を実践するために最も大切なことなのではないかと思う次第です．

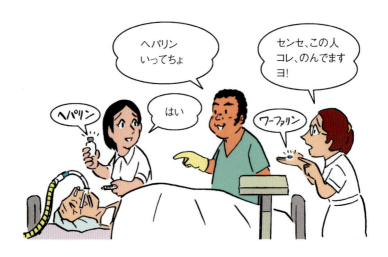

第7部

ミッションに応えろ!
問題のある患者さんにどう治療するか

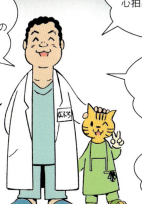

シーン① 血圧が下がっている

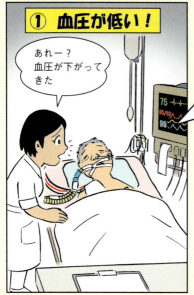

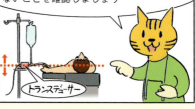

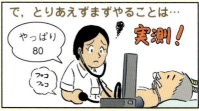

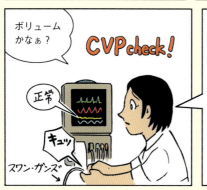

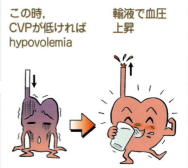

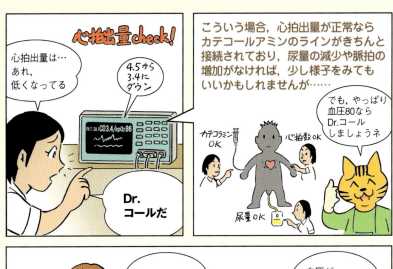
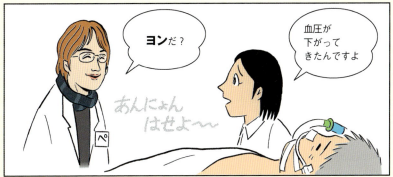

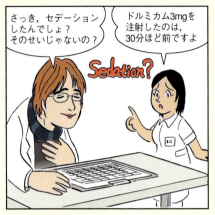
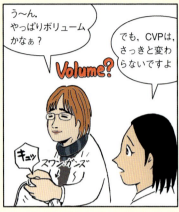
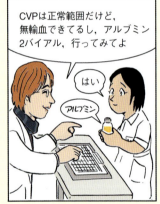
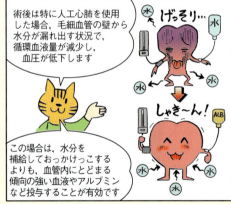
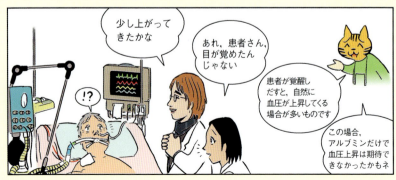

◆術後に ICU で血圧が下がっている

　これほど頻繁に見られる「いやな現象」はありません．心臓の手術をしたのだから心臓は元気だろう！ とは建前の話で，いろいろな理由で血圧が低下してきます．ここで大事なのは，

**　　本当に血圧が低いのか？**

という疑問をまず持つことです．通常，血圧はモニターで観血的に持続的に測定しています．患者さんのベッドでの位置が上下にずれるだけでも圧測定の基準になっている部分（圧トランスデューサー）の位置がずれ，正確な血圧が測定できないようになってしまいます．トランスデューサーの位置が基準の位置（仰臥位の患者さんならば前腋窩線）より下にきてしまうと血圧は高く測定されます．反対にトランスデューサーの位置が上昇すると，血圧はそのぶん低く測定されます．また，患者さんの腕が曲がっていたりすることでも血圧がうまく測定できない状況となり，血圧は低めに測定されます．トランスデューサーの周囲でもチューブが折れ曲がっていたり，三方活栓がすこし閉じかかっていたりするなど，そうした機械的なトラブルでも血圧は異常に測定されます．そういった可能性を常に念頭に置くべきです．

　「モニターに問題はないはずだ」と確信できる状態で，血圧が低めに測定されているのであれば，まずやることはマンシェットで測定してみることです．それで初めて「血圧が低下している」，と確認されるべきです．術後 ICU での血圧の低下の原因はヨン先生が言っているように，セデーション（薬剤による沈静）で，患者さんの意識レベルが低下した時や，本当に患者さんが自分で寝入ってしまう場合などがまず考えられます．血圧が低下していても心拍出量が保たれていれば，そのまま観察してもいい状態だと思います．また，ボリューム，つまり循環血液量の過不足も血圧に影響します．循環血液量が不足していると，先に述べた患者さんの意識状態により血圧が変動しやすくなります．患者さんが興奮して呼吸が速くなると，反対に血圧が低下することもよく観察される現象です．術直後など，患者さんがまだ完全に人工呼吸器下で呼吸している場合，人工呼吸器が空気を肺に送り込んだ時に血圧が低下する「**血圧の呼吸性変動**」という周期的な現象も，循環血液量が不足していることを示すものです．ボリュームを加えるにはもちろん細胞外液による補液が基本ですが，血液やアルブミンなど，液体の中に蛋白質の巨大分子や血球を含むものは血管内でボリュー

ムをしっかりと保持すると考えられていて，少量でも有効です．
　血圧が低下した，といってもボリュームが原因でないならば，話はサスペンスドラマの展開になります．カテコールアミンの接続が外れているのではないか？　心タンポナーデではないか，などと疑ってみる必要があります．患者さんによっては抗生物質などの薬剤の投与により血圧が一過性に下がる場合もあります．肺動脈圧が上昇し血圧が低下しているならば，それは心臓が「もうアカン！」とへばっている状態です．冠状動脈バイパス手術後に調子がよかった心臓が急に「へばる」最も考えられる理由は冠状動脈のスパスムです（→89頁，図5-5）．出血が静かに持続している場合も突然血圧がストンと低下することがあります．心タンポナーデ（→155頁）では血圧が低下しますが，肺動脈圧は上昇しません．

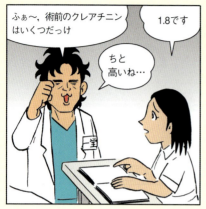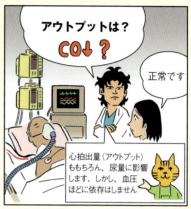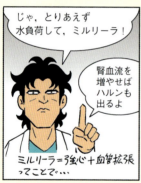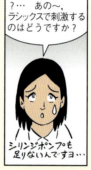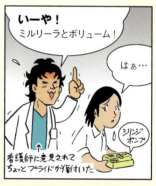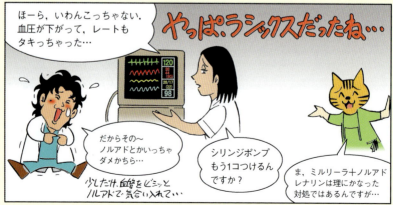

◆尿量維持は血圧，呼吸と同様に術後管理の要諦です

　尿量が維持されているということは，腎臓をはじめとした腹腔内臓器（その他，肝臓や膵臓，腸）にしっかりと血流が維持されているということです．心拍出量，灌流圧ともに良好，ということになります．同時に尿量が保たれることで体に溜まった水分が吐き出される，という現象を期待しているのです．そうなんです，手術では体中に水分が貯留してしまうのです．特に人工心肺を使った手術では全身の毛細血管の透過性が亢進して，水が毛細血管から漏れ出して組織が浮腫になります．人工心肺を使わなくても手術によって体に起こった大規模な炎症により，血管内にサイトカインという炎症を引き起こす物質が蔓延して同じように組織に浮腫が起こります．この組織の浮腫は臓器の機能障害を起こします．腎臓が腫れれば腎臓機能の低下，肝臓が腫れれば肝臓機能の低下，肺で起これば肺水腫，そして心臓でも起こり得ます．したがって手術の後は尿量がなければ困るのです．言い換えれば手術の後，尿量が保たれている，というのはほほえましい光景なのです．

　執刀医の安寧を破る，術後の尿量の低下には

術後の尿量の低下
①腎臓に流れていく血液の量が少なくなってしかたなく尿量が減ったもの．
　この場合，腎臓は無罪（＝腎前性腎不全）．
　理由としては，
　　a.心不全による低心拍出量症候群．
　　b.血圧の低下で適切な腎血管の灌流圧が維持できなくなって尿の生成機能が低下した場合．
　　c.循環血液量の不足（hypovolemia）で低心拍出量と全身が尿量を減少させようと反応した結果によるもの．
　の3つが考えられます．
②腎臓に問題が生じて尿量が減ったもの
　ただし，手術直後の集中治療室でそれまで良好だった腎臓が急に機能を低下させるなどということはあり得ません．

　アムリノンなどのホスホジエステラーゼⅢ阻害薬は心臓の働きを強めるドパミンの働きと，腎臓の血管を拡張させる働きの両方があると信じられていますが，全身の血圧を下げ，脈拍を増加させるという好ましくない働きももってい

ます．高齢者では腎臓動脈にかかる血圧の高さに依存して尿量を加減する特徴をもっています．CABG を受ける患者さんは全身の動脈硬化が激しいことが予想されるので，尿量が減少したらまず血圧がしっかり維持されているか，そうでなければ 120 mmHg 程度の血圧を何とか維持する算段をするのが一番でしょう．もともと腎臓の機能が悪くない患者さんの場合は利尿薬のラシックス®の注射は 5 mg 以下の少量で使用するのが普通です．また，術後 ICU での利尿薬の投与は，経口だと薬剤が吸収されるかどうかは不確かなので静脈内注射が主流です．

　さて，原因や対策は別として，とにかく「尿量が減った，尿量がゼロだ」という時はカリウムの排泄がなくなることから，カリウムの投与を中止しなければなりません．術後はとかくカリウムを投与しています．「心臓手術の後はカリウムを投与する」，そういうしきたりなのです．ただし，注意事項としてカリウム値は微妙にコントロールされていて，少しのカリウム値の上昇で心臓は徐脈から心停止に至ります．このことだけはよく頭に叩き込んでおいてください！

シーン③ サチュレーションが下がった！

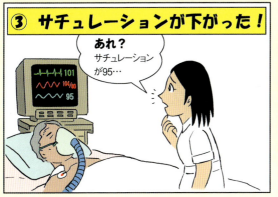

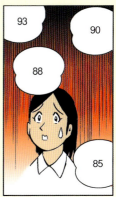

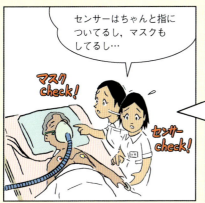

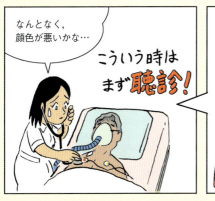

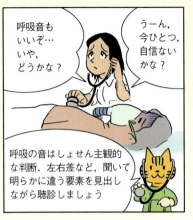
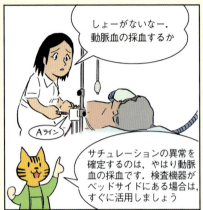
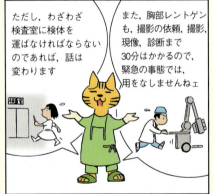
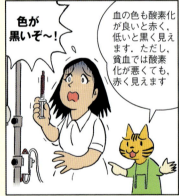
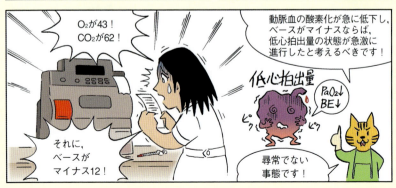

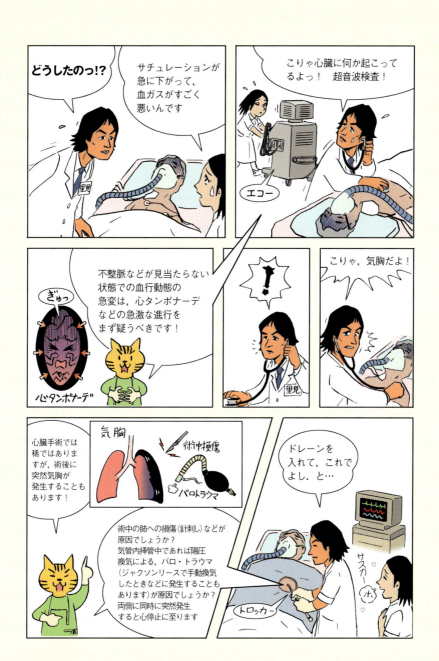

◆サチュレーションが下がった！

　指の先っちょにクリップを挟むだけで患者さんの動脈血酸素飽和度が測定できるパルスオキシメータは本当に重宝です．患者さんの状態もよく，サチュレーションが良好な値を示している状態は診ているほうの気持ちを本当に落ち着かせてくれます．しかしこのサチュレーションが下がってくる事態にしばしば遭遇します．95 ぐらいまではまあまあ．93，92，90 と 90 台をおさらばしそうになる状態というのは，これはピンチを意味します．

　血圧のときも同様ですが，理不尽な値が出たらまずちゃんと測定できているか，モニター画面で脈波がちゃんと拾えているか，その結果機械が自信をもって「91 だよ！」と伝えているのかを確認します．波形が動脈圧波形のように，心拍ごとに波打っていなければ機械としても自信はもてません．「機械さん！本当なの?!」「いえっ，あのぉ，ちょっと自信がないんですが…」ということであれば，パルスオキシメータのセンサーがしっかり指にくっついているか確認することです．それでも低い，90 だ！ということになればこれは「ピーンチ！」．サチュレーションで 90 ならば酸素分圧（＝ PaO_2）でいえば 60 mmHg 以下．これはやばいのです．マスクに酸素がちゃんと流れているか，呼吸の具合はどうか，を確認するのですが，それよりも大切なことは心臓がどうなっているか，です．患者さんは心臓の手術をしたわけで肺や気管の手術を行なったわけではありません．「心臓がやばい！」という状況が動脈血の酸素濃度を減らしているのではないか，これを真っ先に疑わなければなりません．これを真っ先に疑うということは「まず最悪の可能性を否定して，次の思考に移る」という術後管理の鉄則というべき考え方です．

　心臓が悪くなってサチュレーションが低下する理由は，心拍出量が低下して酸素の供給が間に合わなくなる，ということです．酸素がちゃんと肺で肺動脈の血に付加されていても，付加される前の段階の血液，つまり静脈の血液の酸素濃度があまりにも低下している場合，そして肺動脈に流れていく血液の量が少ない場合，肺でのガス交換では間に合わなくなり十分に酸素濃度を上昇させることができなくなるのです．それで動脈血の酸素分圧が低いまま全身に送られるという結果になるのです．CABG 後に心拍出量が低下する理由は心不全や心タンポナーデ，不整脈などさまざまです．

　心拍出量が保たれており，心臓が「まあまあじゃないの…」という具合だと

判断されれば，そこで初めて「やっぱり肺が張本人か！」ということになります．このような場合は，末梢気道が分泌物でふさがっている，つまり「痰づまり」が一番よくあるパターンです．気管内挿管中の患者さんであればジャクソンリースで肺を強制的かつ不規則に換気することで，分泌物は外に移動してきます．人間の肺とはそういう構造をしているのです．太い気管に移動してきた痰をサクションチューブで吸引すれば，問題は解決です．肺が浮腫ぎみである場合は，こういった喀痰吸引操作をくり返しても効果は上がりません．利尿をつけたりして体を脱水にもっていき，浮腫を軽減する治療法が選択されます．あまり思い当たるふしがないのに急にサチュレーションが下がったら…こんな時はマンガにあるように気胸を考えます．気胸の原因は人工呼吸による肺の微小な破裂，つまりバロ・トラウマ，あるいは手術中に針先が肺の表面に触れたかなにかで肺の表面を傷つけてしまう，などいろいろと考えられます．それがある時急に激しく空気が漏れる状態となり気胸を起こす，というストーリーです．胸部X線写真が客観的判断に有効ですが，看護師さんの注意深い聴診でたいがいの場合は異常に気がついて，さらに判別までできるのではないでしょうか．

　ところで案外，体位の変換でしぼんでいた肺が膨らんで，あっさりサチュレーションが回復することがあります．高齢で肥満ぎみの患者さんではこの体位変換は有効です．左向きを右向きにしたり，前屈を戻したりなど，このあたりは看護介入の真骨頂でしょう．

出血してるー！ 再開胸止血術！

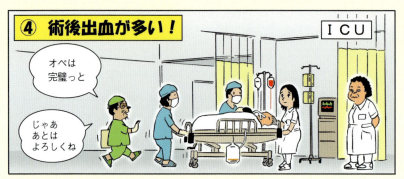
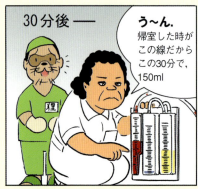
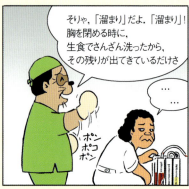
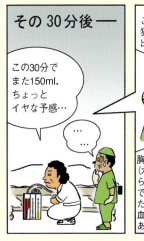
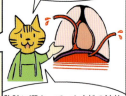
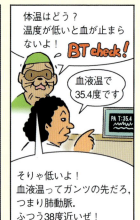

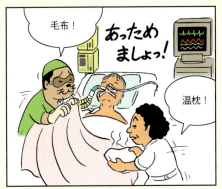
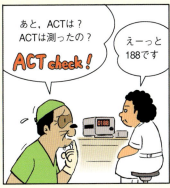
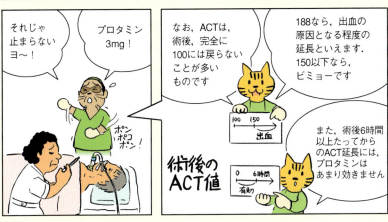
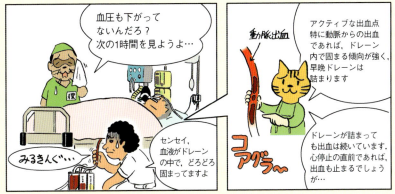

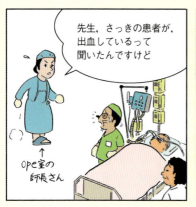
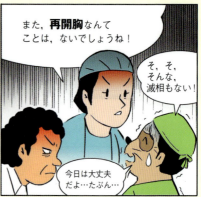
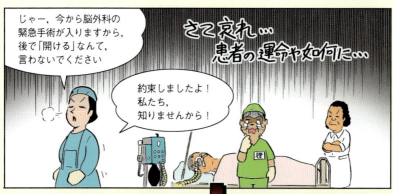
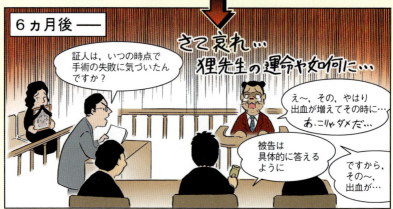

◈「あれー？ ちゃんと出血は止まっていたんだがなぁ…」

「術中に出血をしていないことをちゃんと確認したのに…」と不安そうにドレーンからの出血を見つめる心臓外科医が患者さんのわきを離れない…．これは出血による再開胸の前兆です．1時間で体重1kg当たり4ml以上，例えば体重50kgの患者さんであれば1時間で200ml以上の出血があった場合，もう一度手術室に患者さんを戻して出血部位を探して止血する，再開胸止血術を考慮しなければなりません．実にかっこ悪い話です．心臓の周囲のどこからか出血していると，出血でできた血の塊が心臓を圧迫する心タンポナーデ（→155頁「心タンポナーデ」）という状態になって，血圧の低下，心拍出量の低下，尿量の低下などが起こります．心タンポナーデの徴候がなくとも，出血があるだけで，体はそういった「異常事態」を感知して反応し，全身にその影響が及び，末梢循環不全で手足が冷たくなり，皮膚の色も悪くなり，アシドーシスにもなり得ます．

さて，ではどの部位から出血は起こり得るのでしょうか．

手術室で胸骨正中切開の創を閉める際，出血が止まっているのは当たり前です．明らかな出血を放置したまま創を閉鎖したならば，ICUに移送されてくるまでに心停止になるでしょう．何を申し上げたいかと言うと，すなわちこういった出血はICUに帰室してから再び起こるということです．手術の際にあらかじめ「ここは後で出血するだろう」などと予想することはできません．

筆者の経験上，冠状動脈バイパス手術（CABG）後に出血の原因となるのは，冠状動脈のバイパス吻合部であることはまずありません．執刀医はバイパス吻合部分を念入りに確認するからです．ところが言い換えれば執刀医は吻合の部分しか確認しない，ともいえます．つまり手術で手を加えた覚えがなかった部分，すなわち切断したり縫い合わせたりした覚えのないこういった予想外の盲点といえる部分から出血はしばしば起こるものなのです．具体的には心膜の細い血管や胸骨の裏の血管といったまさに盲点ともいえる部位からの出血です．それらの部位はたいがい手術中に電気メスで切断されて，その時は血管の切断面が焦げていて，さらに血管が攣縮していてまったく出血していなかったのに，あとから血行がよくなるなどの要因により血管の攣縮がとれ，出血しはじめたというものです．言い換えれば，ICUで出血が始まると，どこから出血しているか，皆目見当がつかないのが常です．

CABGの術後にしばしば頭を悩ませるこの術後の出血について一番大切なことは，再度手術室で創を開けて止血する<u>再開胸止血術のタイミングを逃さないこと</u>，です．手術中にどのように注意しても，こうした出血は起こり得るものであり，したがって適切なタイミングで再開胸ができるかできないかが，医療側の力量を表します．

　「おかしいなぁ？ 止めたはずだけどなぁ…」とうじうじと考えあぐねていても，見えない敵には対応のしようがありません．もう一度手術室に戻って胸を再び開けるしかないのです．再開胸が遅れることによって，低心拍出量症候群による腎不全，肝臓機能障害，場合によっては心停止，さらには大量輸血によるショック肺（肺水腫）など重大な事態を招きますから，遅れていいことはまったくありません．

◆「あれー，おっかしいなぁ？ ACTが延びているんじゃないか？」

　しかし，時に外科的な要因，つまり血管の切断面からの出血や縫った部分の針穴や縫合部分からの出血はなくとも，非外科的要因によるもの，例えば，滲み出し出血（ウージング）が起こる場合もあります．これは血液の凝固因子の異常や，患者さん独自の組織の脆弱性（これについてはいかにも主観的で医療者の言い訳めいていますが…）といった内因的なことが原因です．そのほか，執刀医の手術の腕が未熟で，ダラダラと下手な手術を長引かせることも凝固因子が低下する原因の一つにもなります．体温が35度以下である場合も，凝固因子が働きにくいため出血が続きます．

　いずれにしても，このような出血を止めるためには，手術室にもう一度患者さんを運び込んで再開胸するよりも，血小板，止血剤やカルシウム投与，またACTが延びていれば（ヘパリンがまだ効いている状態），プロタミン投与による止血を試みます

　「CABG後の出血」にはこのような患者さんの体質に起因する出血もあるので，ドレーンから出血していても心臓外科医は「あれー，おっかしいなぁ？ ACTが延びているんじゃないか？」と言い訳してしまうのです．実際，ACT値が150以上に延びていれば，プロタミンの投与であっさり出血が止まることがあります．

◆ 開けるか，開けないか？─再開胸の必要がある状態とは

　さて，開けるか開けないか，思案のしどころのポイントですが，まず，冒頭に示した体重1kg当たり1時間で4ml以上の出血量があるというのが再開胸の必要性の目安になると思います．

　次に，心臓の状態からの判断についてですが，以下の場合は出血が治まった後でも十分に再開胸の必要がある状態です．出血が治まった場合といいましたが，むしろそのほうが危険な状態です．ある程度の出血が起こり，心臓の周囲に血液が溜まってしまうと，それ以上出血は起こらない，あるいは少なくともドレーンからは血液が引けなくなるからです．そんなとき「いやー，なんとか出血は治まったぞ！」と安堵してしまう場合もありますが，しかしその時に，中心静脈圧（CVP）が20mmHg近く上昇していながら肺動脈圧が平均圧で20mmHgとCVPと同等，あるいはCVPより低く，心拍出量が3l以下と，血の塊が心臓の周りに溜まって心臓の動きを障害している状態＝心タンポナーデが原因で血行動態を悪くしているのであれば，出血の有無はともかく，再度，胸を開けるべきです．再開胸して血の塊を除去したり，あるいは再開胸するだけでも心臓の動くスペースの確保ができ，血行動態が改善すると期待できるからです．

　血の塊がまったくなくても，手術後の心臓は全体に腫れあがっています．特に人工心肺を使った手術の場合は術後6〜12時間ぐらいにかけて，心臓は腫れてしまいます．心臓が腫れる，これは正真正銘の心臓の腫れで，心筋の壁が浮腫になって腫れてくるのです．問題なく拍動していた心臓が腫れると心臓の体積が増し，従来のスペースでは収まりきらない状態，つまり心タンポナーデと同じ状態になります．

　再開胸をすぐに決断して後悔した経験はありません．再開胸を迷ったことで時間が経ってしまい，後悔したことは何度もあります．そうです．私は大バカ者です．

　心タンポナーデ：心臓が出血した血液の塊で圧迫されて，動きが妨げられた状態をいいます．心臓の動くスペースが限られた状態にあるわけですから，心臓は拡張することができなくなります．つまり心筋の力が抜けて，ふわりと膨らもうとしても，十分膨らまない状態になるのです．この状態を，拡張機能障害とよびます．この障害では収縮する（血液を送り出す），という心臓の本来

の中心的な働きにはまったく問題はないわけですが，結果的に十分な血圧が得られなかったり，また特に1回当たりの心拍出量（stroke volume）が低下することで，一分間の心拍出量が低下してしまいます．これではまずい，と心臓は脈を速くして血流量を増やそうとします．脈が120〜140くらいの頻脈になることもしばしばです．周囲から心臓が圧迫された際には特に右心室が厚い筋肉（心筋）に囲まれた左心室よりも圧迫されることに弱く，右心室が十分な「拡張」を保てなくなります．したがって心タンポナーデを表す徴候は下記のようになります．

> 心タンポナーデを表す徴候
> ①頻脈
> ②心拍出量の低下→尿量の低下
> 　（ただし利尿薬でマスクされることもある）
> ③肺動脈圧の低下
> ④中心静脈圧（CVP）の上昇
> ⑤ドレーンからの出血量の低下が少し前からみられている

　特に②の心拍出量の低下が最も鋭敏な現象だと筆者は考えています．つまり，**他の4つの項目が正常か，今ひとつはっきりしない状況であっても，心拍出量が低下してきているならば心タンポナーデを疑うべきです**．治療は，再開胸です．心タンポナーデになった状態での再開胸の意味は，出血部位の止血と

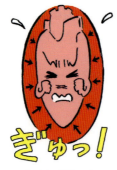

心タンポナーデ

心タンポナーデの解除，と2つあることになります．

先に述べたように，出血した血液の塊が直接心臓を圧迫しない状況でも，心臓自体が腫れてしまうことで相対的な心タンポナーデになることがあります．「臨床的心タンポナーデ」とでもいいましょうか．この場合でも再開胸が有効な処置となります．再開胸により減圧したのち，心臓のスペースを広げるために，胸骨を閉めないで，皮膚だけ閉じた状態（胸骨は数日後に閉める＝二期的閉鎖）にすることもあります．

◆ 心タンポナーデの確証には経食道エコーが有効

しかし，上の5つの心タンポナーデの徴候は心臓の働きが弱くなった状態である心不全でも当てはまる状態です．心不全の場合，再開胸は必要な処置とはならないので，心不全と心タンポナーデを区別する必要があります．

再開胸が心タンポナーデの場合と同様に意味のある，合理的な治療となる状態でなければ，再開胸という緊急手術で振り回される看護師さんやMEさんはたまったものではありません．執刀医も上記5つの症状を確認しても，やはり「出血した血の塊が心臓を圧迫している」という客観的証拠がなければ再開胸には踏み切れない場合が多いと思います．そこで，「血の塊が心臓を確かに圧迫している」という証拠をどうやって示すか，ということになってきます．もちろんX線写真はある程度は有効ですが，しかしおおまかに心臓や上行大動脈の輪郭を示すだけの胸部X線写真のみでは確証は得られません（**図7-1**）．X線写真が役に立つ場合もありますが，そうでもない場合もあります．胸部X線の縦隔陰影が異常に拡大していれば，「血液が溜まっている」と判断できるでしょうが，X線写真の縦隔陰影が正常であっても，「血液が溜まっていない」と言いきれません．心タンポナーデを否定する材料とはならないのです．

看護師さんはうだうだ迷っている医者からX線写真を見せつけられて同意を求められることもあるでしょう．「出血しているよね！」と言われればそう見えるし，「大丈夫だよな！」と言われればそうにも見えます．そんな時は真剣に考えているふりをして，自宅のビデオの連ドラの留守録をするためのスイッチをちゃんとセットしてきたかどうかを頭の中でもう一度確認するなどして，あまり深入りしないようにしてください．だって誰が何を言おうと，結局医者は迷ってしまうのですから．

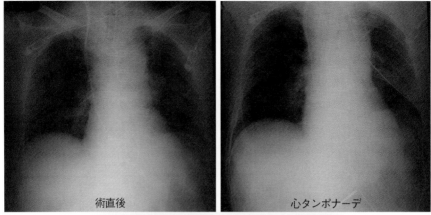
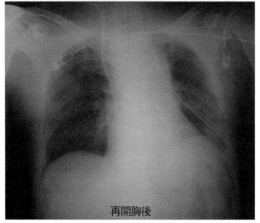

図7-1 ◆ バイパス術後の患者のX線写真
（左）：術直後午後3時の画像．血圧，尿量，脈拍はすべて順調に経過していた．
（右）：夜間2時の画像．3時に結局再開胸を決めた．X線写真では左上の縦隔陰影が増大しているが，心臓の輪郭に変化はない．しかし心拍出量の低下，CVPの上昇は著明であった．このため再開胸を決断した．
（下）：再開胸後の午前7時のもの．再開胸の前とあまり変わらないが，手術では大量の血腫を心のうから取り出した．出血点ははっきりとはわからなかった．このように，X線上の推移だけでは心臓周囲の血腫の有無は判定しがたい．

　同様に，ヘモグロビン濃度や動脈の収縮期血圧が正常であっても心タンポナーデであることがあります．つまり，これらの値が正常範囲内でも「心タンポナーデはない！」と判断してはいけません．

　出血した血の塊が心臓の周りに溜まっている，そして心臓を圧迫している，

という現象を客観的に示しているのは，なんといってもリアルタイムの動画です．ずばりそれは超音波画像です．超音波画像といっても対表面からのものでは術後は心臓の周りに残っている空気のせいで解像度が悪いためよくわかりません．また，出血した血液が溜まるのは多くは胸骨のすぐ裏であり，超音波が透過しません．そこで有効なのが経食道エコー（TEE）です．

◆ 大量出血のドツぼ―消費性凝固異常

　出血が多くなると，先に述べた心タンポナーデで血行動態が悪くなる以外に，消費性凝固異常，という状態が起こってきます．出血によって血液が反応し，「何とか出血を止めてやろう！」と血液が無理にがんばってしまうのです．それはどういうことかというと，血液の中に存在する血小板や凝固因子とよばれる蛋白質が働きだし，凝固作用で出血を止めようとします．しかし出血の原因が血管が破綻したものである場合，その血管を流れる血液の性状を変えることで止血しようとしても無駄なのです．結果的に数量に限りがある血小板や凝固因子が無駄に浪費されてしまい，最後には血液自体の血を止める機能が完全に破綻してしまいます．この凝固因子を使い果たして足りなくなった状態を消費性凝固異常（comsunption coagulopathy）とよんでいます．こうなると，再開胸で出血部位を外科的に止血しても，いたるところから滲み出し出血が見られる状況になります．こうならないためにも一刻も早く再開胸を決断するべきです．出血した血液を補うため，1時間に1単位以上の輸血を3時間以上続けて行う大量輸血が必要になります．ところが，輸血用血液の中にはクエン酸が含まれていて，輸血用血液が輸血パックの中で凝固しないようになっています．このクエン酸が輸血により患者さんの血中に入るわけですから，やはり患者さんの止血機能は低下するだろうと考えられます．出血と大量輸血で血液の止血機能はがたがたになってしまうのです．

　こうならないためにも，再開胸は早く決断しなければなりません．

◆ 再開胸のための3つの格言

　再開胸はいやなものです．「えーっ！ もう一度やり直すのっ??? 手術は失敗だったんですか？」などと患者さんのご家族から不信がられ，周囲の看護スタッフからも「もう！ しっかり手術してよ！」との非難が轟々と聞こえてきま

す．執刀医自身，「再開胸したら創が感染を起こすんじゃないか？」という不安も湧いてきます．これらの要素は再開胸の決断を躊躇させるものです．執刀医の心の中では，「再開胸をしなければこのあやふやで不安な状況を乗り切れない」という気持ちと，「できることなら再開胸をしないで済ませたい．再開胸をしないでいいよという，証拠を見つけ出したい」という気持ちで葛藤しているのです．しかし，再開胸はどうせやるなら早くやらないと心臓も血液の凝固機能も手の施しようがない状態になってしまいます．

　心臓外科の神様の格言があります．

①2つの方法で迷ったら辛い方を選択しろ．
②再開胸で創の感染はない！
③スタッフは全員患者さんの回復を願っている．再開胸をやるなら早く決めて！夜中の3時に呼び出されるより今，がんばります！

　再開胸を迷っている心臓外科医がいたら，看護師さんは「開けたら問題はすべて解決しますよっ」と，明るく後ろから背中を押してあげましょう．そうすることでまずまちがいなく，貴女は「人助け」をすることになるはずです．

再開胸に後悔なし！
by ナブチ

シーン⑤ 心室細動！

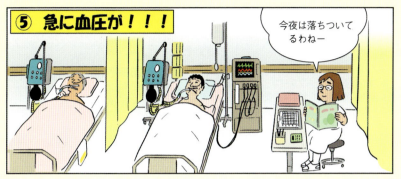
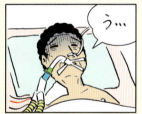
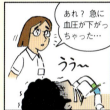
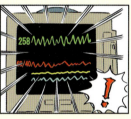
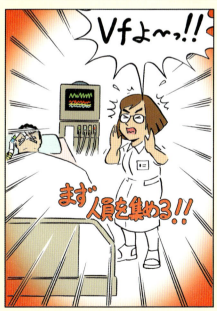
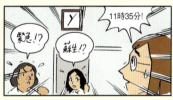
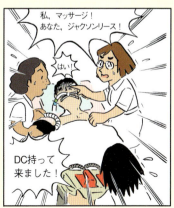

第7部 ミッションに応えろ！

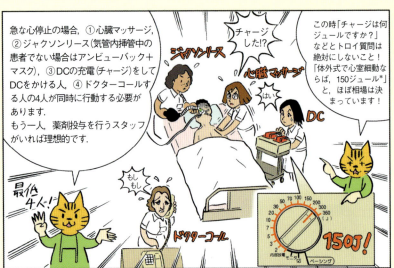
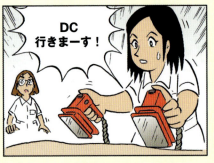
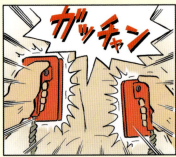
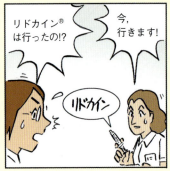
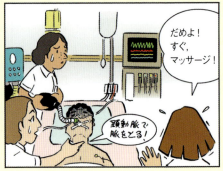

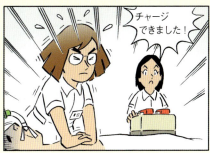
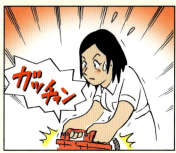
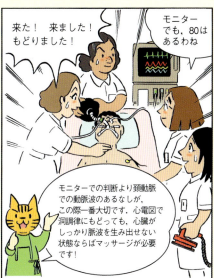
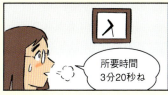
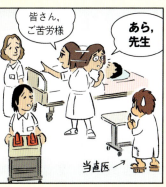
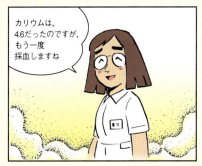
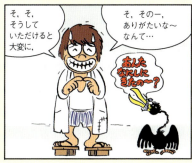

◆ ICUで突然心停止が発生することがあります

「なんでもなかったのに！ 気がついたら…」

そういうものなのです．

前兆としてまったく何もない，ただ一発のR on TでいきなりVf（心室細動）になることもあります．原因は何でしょうか？ 手術が下手クソだったからでしょうか？ 手術が下手ならもっと持続的に目に見える形で心臓はひいひい嘆いているはずだと思うのですが…．確かに稀ではありますが，「えっ，ウソ」と発音し終わる前に血圧が消失している，つまり心停止していることってあり得ます．「あり得る！」ということは頭に入れておいてください．

しかし二次的な心停止，例えば突然の大量出血，冠状動脈のスパスム，気道の閉塞，など致死的な出来事の後付けの現象としてVfや心静止（スタンドスティル；stand still）が発生することがあります．この場合は「なるぞ！ なるぞ！ そろそろVfになるぞ！」という兆候としての現象があり得ます．でも患者さんから目を離しているスキにそういう事態が急激に進行したら…この場合は突然Vfになったのか，心臓には心臓なりの言い分があってVfになったのか，わかりません．

ある病院で17歳の男性患者にRoss手術という複雑な手術を行って，術後翌日に患者が亡くなりました．Ross手術とは機能しなくなった大動脈弁の代わりに自分の肺動脈弁を移植して，弁がなくなった肺動脈には弁の働きもするようにお裁縫で作った管を付けるという，複雑な手術です．患者の大動脈の弁輪は拡大していてRoss手術を普通に行ってはいけない状況でした．術直後，いえ術中から新しく植えた大動脈弁は激しく逆流し，術後はいわゆる低空飛行，この状態で最終的に患者さんはVfとなりました．この経過をして執刀医らは「突然に発生した原因不明の不整脈で患者は死亡した」と説明しています．司法解剖も行われましたが，肺動脈の部分を補填した人工血管と肺動脈の接合部分には著しい狭窄もあったということです．こういう手術をしておいて最後に心臓が停止しても「原因不明の不整脈」と理解できてしまう執刀医らの頭の構造には驚嘆してしまいます．

こんな話を聞くたびに次のような笑い話を思い出します．ある企業グループの総帥が野球チームを所有することになりました．しかしそのオーナーは野球のルールをよく知りません．チームはリーグで優勝して日本シリーズに出場し

ましたが，最後の試合の最後のバッターがセカンド・ゴロでゲームセット．これを見たオーナーが「負けたのはあのセカンド・ゴロを打ったやつのせいなんだろ．あいつをクビにしろ！」と言ったとか．

これとよく似ています．最後に Vf にはなりましたが，それは段階を踏んでのこと，すなわちなるべくしてなったわけで，突然 Vf が何の原因もなく起こったわけではないのです．実際の手術でも多くの場合がある種のしかるべき理由があって，その結果としての Vf が起こる場合が多いように思います．

さて，実際に ICU で Vf になった場合，マンガにあるように周りのスタッフに伝えることが大切です．そして冷静に，集まってきた人たちにその役割を当てはめることが大切です．このとき遠慮してはいけません．年配の看護師との力関係やそれまでのいきさつを考慮し，適正かつ円滑に役割分担を行う…という必要がその病院でどうしても必要な場合はそれでやってください．まあ，それも病院社会ならではの風情ですね．

シーン⑥ 術後の痛み

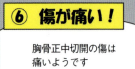

⑥ 傷が痛い！

胸骨正中切開の傷は痛いようです

自分で受けたことないのでわかりませんが…

ある意味患者さんは皆，**演技**をしているのです（これは，痛みがないのに，ウソをついているという意味じゃありませんヨ）

患者さんの痛みの表現には，いろいろあります．もちろん，患者さんは苦痛を訴えているのですが，その表現をどのようにしたら効果的か本能的に，無意識に，工夫しているのです

では，その**演技**を，タイプ別に紹介してみましょう

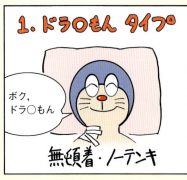

1. ドラ○もん タイプ

ボク，ドラ○もん

無頓着・ノーテンキ

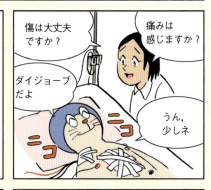

傷は大丈夫ですか？
痛みは感じますか？
ダイジョーブだよ
うん，少しネ

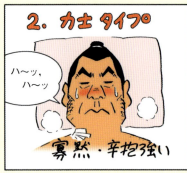

2. 力士 タイプ

ハ〜ッ，ハ〜ッ

寡黙・辛抱強い

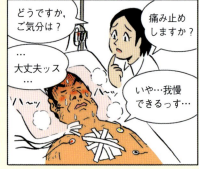

どうですか，ご気分は？
痛み止めしますか？
…大丈夫ッス…
いや…我慢できるっす…
ハ〜ッ

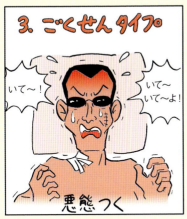
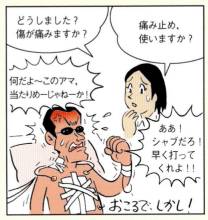
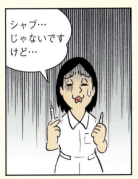
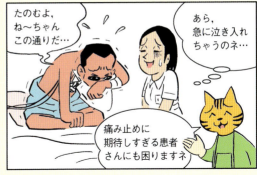
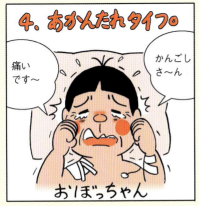
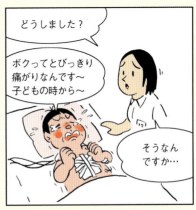

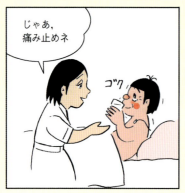
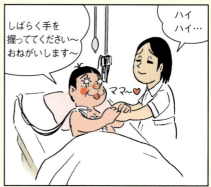
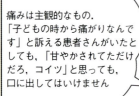
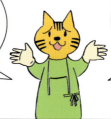
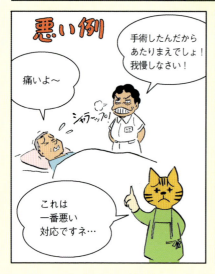
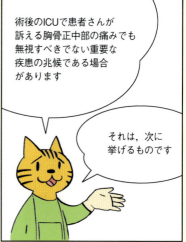

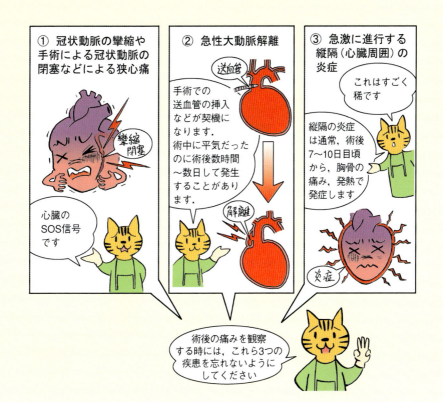

◆術後の痛みの表現はさまざまです

　そもそも，他人が感じている痛みなどわかりません．映画を観てどれほど感動したか，誰に話しても，誰から聞いてもよくわからないのと同じです．痛みを大げさに表現する人もいれば，明らかに我慢している人もいます．ぜんぜん感じてなさそうな人もいます．血液型の性格分類よりも，こういった痛みに対する反応のタイプで性格を分類するほうが合理的ではないでしょうか．ただし誰もが胸骨正中切開という方法で手術を受けるわけではありませんから，手術を受けた人だけに通用する性格分類ですね．

シーン⑦ CABG後心電図が変わった？？？

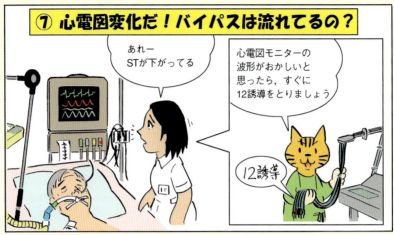

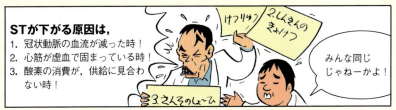
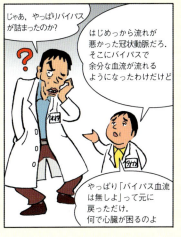
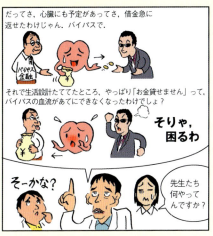

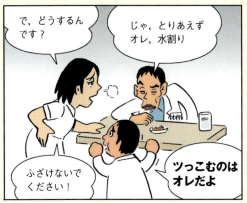
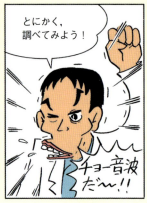
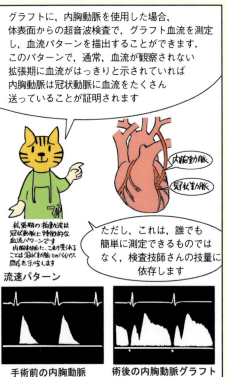
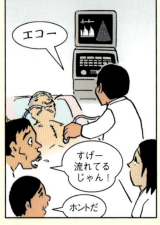
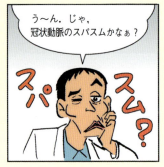

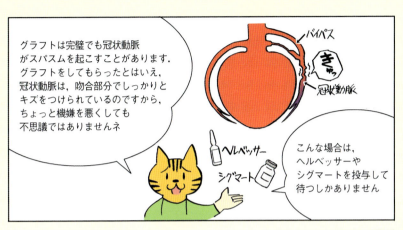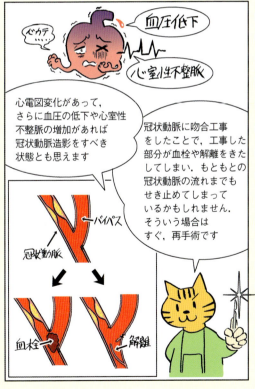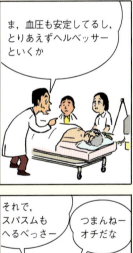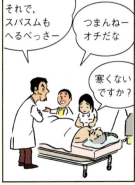

◆心電図が変わった？？？

　心臓外科手術の後，集中治療室で心電図変化を見ることがしばしばあります．それは胸部誘導でのSTの上昇です．これは良性，つまり放っておいても大丈夫だと考えられています．心臓の表面が手術でつけた傷で少し浮腫になっているからだ，あるいは微小に出血しているせいだ，と信じられています．しかし本当は心筋が虚血，あるいは心筋梗塞を起こしていたらどうなるのでしょうか？このような場合もやはりSTは上昇します．この時T波も一緒にピョンと跳ね上がるのが特徴です．T波が下に向いていたりするとこれは虚血です．その前に大事なことですが，CABGの患者さんはもともと心筋梗塞であったり（陳旧性心筋梗塞），軸の変異（左軸変異など）があり，手術前からけっこう異常な心電図である場合があります．ですからまず手術前の心電図と「比べること」が大切です．手術が終了したばかりの時期での心電図変化で見逃してはならないのはむしろ，STの低下です．特に胸部誘導でのSTの低下です．さらにはQRSが伸びてしまっていたら（軸の変位）これも要注意です．とにかく変化は報告しましょう．医者でも同僚でも先輩でもけっこうです．その夜たまたま当直だった医者が頼りになるとは限りません（こういった発想はこの本の底に流れる現実に即した考え方です）．

　「センセイ，心電図が変化していまーす！」と，とにかく報告することです．

　その時の医者の表情で皆さんは多くを悟ることでしょう．

　反応その一「こんなもの，気にしなくていいよ」

　反応その二「ここ，こんなもん，きき，気にしなくていいよ…でででも12誘導を念のためとってね」

　反応その三「やばいよこれ，うん，あれ，でも大丈夫かな，っていうか，まあアレ，だよ，きっとこれ，だからまぁ，一応，その，やっぱ，だから，うーん…」

　医者の言っていることより表情を読むことも看護師さんに必要な技術かもしれません．

シーン⑧ 嘔吐

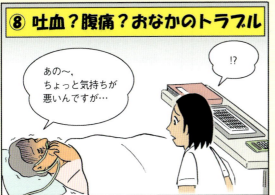
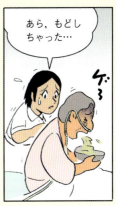
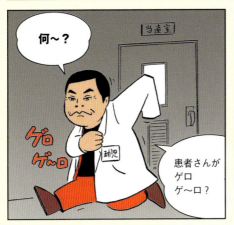
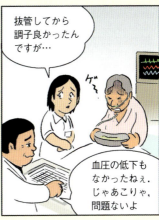
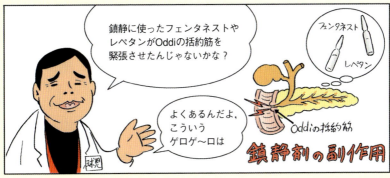

術後の患者の嘔吐は，しばしばみられますが，まず，たいていは心配のないものです．吐血する場合などもありますが胃管や挿管による小さな擦傷が出血の原因であることがほとんどです

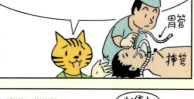

しかし，なかには，胃からの出血であることもあります．患者さんが吐血したらとりあえずすぐ胃洗浄です

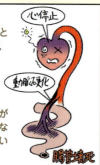

術後に消化管のトラブルが発生することもあります．胆のう炎，腸閉塞などであれば処置は可能ですが，動脈硬化の激しい患者さんや，術前に心停止したエピソードがある患者さんでは重篤な腸管の壊死が起こっている場合があります

腸管の壊死は，ゆっくり進んでいきます．最初はぜんぜん症状がなく，一見順調に経過しているのですが，徐々に症状が現れてきて，致死的な状態に陥ってしまいます．その一例を紹介しましょう

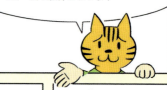

1日目
術後経過良好

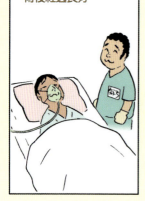

2日目
カテコールアミンもテーパーリング完了
食事開始

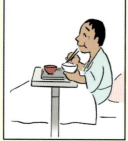

3日目
食欲不振
嘔吐・腹部膨満

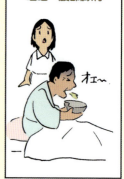

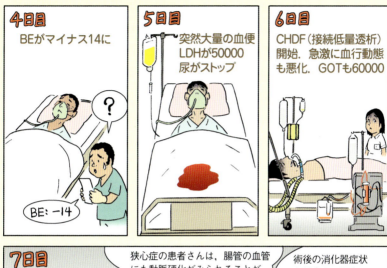

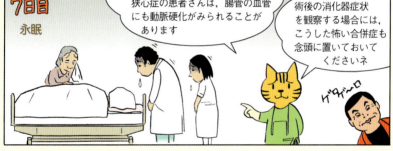

◆嘔吐

　集中治療室で嘔吐する患者さんがたまにいます．嘔吐は誤嚥性肺炎の原因となります．これは致死的です．嘔吐にはすぐに対処しましょう．嘔吐の原因はさまざまです．痛み止めにレペタン®という合成麻薬を使用した場合，マンガに示したように胆管が十二指腸に開口するところにあるオッディ（Oddi）の括約筋が収縮して嘔吐を起こしやすくなるといわれています．それ以外に嘔吐の原因について，何かとんでもない事態の前兆である，などということはまずありません．原因についてはふつう心配する必要はない，ということです．手術

で使用した筋弛緩剤は術後しばらくの間，消化管の動きを止めてしまいます．胃などの上部の消化管は筋弛緩剤の影響がなくなるのが早いのですが，腸などは長く影響が残っている場合があります．それに腸の浮腫も腸の動きをしばらく低下させたままにします．そこで腸が食べ物を受け付けない，という状況から嘔吐が起こる場合が多いと思います．正常な人体では胃液や胆汁といった消化液が分泌されて，大量の消化液が実は腸に向かって流れています．したがっていっさい経口摂取がなくとも，こういった消化液は腸に向かって進んでいく必要があるのです．腸の働きが悪くなれば胃に向かって消化液の逆流が生じてもおかしくないのです．吐瀉物に血が混じっている場合は消化液逆流による胃出血が考えられます．大量である場合，胃洗浄が必要です．したがって胃を即座に内視鏡で覗ける技量と機能もICUには必要でしょう．

　稀ですが手術によって腸の壊死が引き起こされてしまう患者さんがいます．人工心肺による影響や，もともと腸の血管に動脈硬化がみられた患者さんで発生すると考えられます．腸管への血管に異常がなくても腸管が虚血壊死してしまう現象があり，NOMI（ノミ）と呼ばれています（→107頁）．透析患者さんや，低心拍出量症候群が長く続いた患者さんで発生しやすいと考えられています．腹部が硬くなったり痛みがある場合や，嘔吐や下血といた症状がみられた場合は，残念ですが，この腸管壊死を疑わなければなりません．もしこの状態に陥ったら，まずは救命は不可能です．

シーン⑨ 不整脈！

　心臓外科手術後の不整脈といえば，まずAfこと心房細動，と相場が決まっています．それも術直後ではなく，2，3日してから起こってきます．したがってICUを退出してしばらくしたころがAfに出合う時期です．

　術後の不整脈の原因については「脱水で心臓，特に心房がしぼんできとるけん，起こるんじゃー」とか，「心臓の周りに溜まった出血時の血塊が溶けてきて，その成分が変化して心房を刺激してるんじゃないか？」，「やはり細胞内カリウムが減っているんでがんすか？」など諸説があります．一般に血液中のカリウムの値が低いと不整脈（心房細動）が起こりやすいとされています．

◆ カリウムと不整脈

　正常な細胞内には高い濃度のカリウムが含まれています．一方，細胞外にはナトリウムが多く存在します．カリウムとナトリウムはよく似た，一価のプラスイオンです．しかしナトリウムのほうが体積が小さいので，電荷的に同じ量，つまり同じ数だけイオンが細胞の壁を隔てて外側（ナトリウム）と内側（カリウム）に存在した時，単位面積当たりの電荷，つまり一定の空間に存在するプラスイオンの数はナトリウムで占められた細胞の外側のほうが少なくなります．すると相対的に外側のプラスの電荷が希薄（うすい）ということで，外はマイナス，内はプラスという電位差が生じることになり，細胞の内側に比較して外側がマイナスに帯電している状態になるのです．これが細胞の壁の内と外を隔ててできあがった電位差です．この状態を，分極している状態，とよんでいます．

　さて，筋肉は電気刺激により収縮しますが，筋肉が収縮する時にはこの電位差が部分的に消失する脱分極という現象が刺激となるのです．またその情報は脱分極が波のように細胞の壁を伝わり，隣の細胞まで伝わっていきます．通常の濃度よりカリウムの値が下がると，この分極の状態はより激しくなり，不安定な状態になります．小さな刺激でも激しく脱分極が起こりやすくなるのです．一方，細胞の外で低いはずのカリウム濃度が上昇すると分極の状態は緩和され，安定した状態になります．細胞の膜が興奮しにくくなるからです．

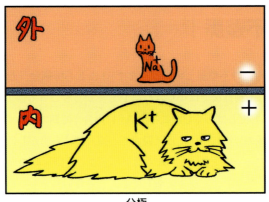
分極

　心筋細胞も同様で，こうした現象が，心臓の刺激を伝えたり刺激を生み出す役割を行っているペースメーカーとよばれる細胞でも起こっていて，カリウム濃度が低いと刺激を受けやすく，またその刺激がこだまするように伝わる傾向が強くなり，不整脈や心房細動が起こりやすいと考えられます．したがって心房細動の余分な興奮を抑えるためにはカリウム濃度を高めることが有効です．
　さて，そのほか，心房細動にはアミオダロンの投与が予防的にも有効だとか，ジゴキシンとシベノール®が有効だとか，それぞれの病院によってさまざまな心房細動の対策があるようで，全国に共通の決まりきった方法はありません．いろいろな薬剤を医者は好んで使いますが，逆に「アミサリン®だけは絶対に使わないぞ！」とか「Af !?　じゃDCね！」とすぐDCカウンターショック（除細動器）をかける医者もいます．DCは扱いに慣れていないと怖いのですが，現実にはトラブルが起こった経験はありませんし，聞いたこともありません．ある程度の薬剤投与を行っても脈が戻らない場合には推奨されるべき治療法だと思います．
　私なりの心房細動に対する処置例を挙げておきます．

心房細動に対する処置（例）
①ジゴキシン1Aを静脈内投与した後，シベノール®1Aを30分かけて（生食や糖液で薄める）静脈内投与し，1時間待つ．
②それでも戻らなければDCカウンターショック．ただしセルシン®などで沈静する必要がある．

◆ 心房細動はなぜ忌み嫌われるか―心房細動の罪

患者さんによって心房細動が起きても血圧が下がったり，動悸がする，という人もいれば，自覚症状がなくまったく平気な人もいます．しかし「心房細動？ でもぜーんぜん平気ですよ」という人でも心房細動は歓迎すべきではない術後イベントです．

さて，ではなぜ心房細動は忌み嫌われるのでしょう？

心房細動には主に3つの忌み嫌われる理由があります．

① 心房細動は血行動態を悪くする

心房細動はもちろん血行動態を悪くします．ご存知のように，心房は心室が収縮する合間，つまり拡張期の間にちょこっとかわいく収縮して，心室に血液を送り込んでいます．このちょこっと収縮することをエイトリアルキック（atrial kick）とよんでいますが，これが心房細動で起こらなくなると心拍出量の20％が減少するといわれています．さらに心房はタイミングよく心室の収縮をコンダクト，つまりオーケストラの指揮者のように収縮のタイミングをとっています．餅つきの餅をこねる人の行動と言ってもいいでしょう．心室の拡張期に内腔が血液で満たされるためには，一定の時間間隔が必要です．あまり拡張期が短いと，心室に十分な血液がないため，まじめに心室が収縮したとしても全身に血液を送り出せない状態になります．さて，心房細動では心室の収縮のタイミングがばらばらになりますから，心室が血液で充満する時間が一回ごとに違ってしまい，したがって一回ごとに心室が駆出する血液の量（一回拍出量）もばらばら，という結果になります．心室が一生懸命に働いても，心拍出量が低下するのです．心室にとっては理不尽な話です．

② 心房細動は冠状動脈の血流にも不利に働く

さらにもう一つ，心房細動には心臓の筋肉を栄養している冠状動脈の血流にとっても不利な点があります．

冠状動脈には心室の拡張期に血液が流れます．バイパス・グラフトも同様です．CABGにより冠状動脈につながった内胸動脈などのバイパス・グラフトから冠状動脈に流れ込む血液も，主に拡張期に冠状動脈に流れ込むのです．

さて，これが心房細動となるとどうなるでしょう．先ほどは，心室の収縮する時の不利さ，を説明しましたが，冠状動脈の血流が心室の拡張期にしか流れ

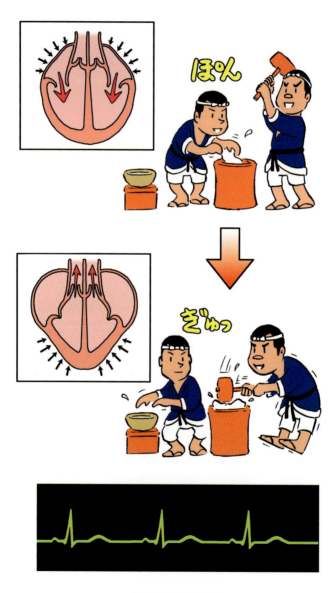

心臓収縮と餅つき

心房細動

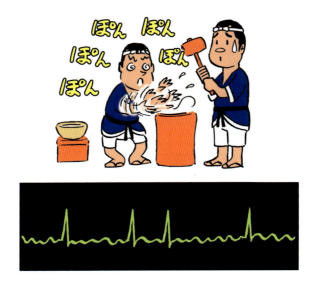

心臓収縮と餅つき－心房細動

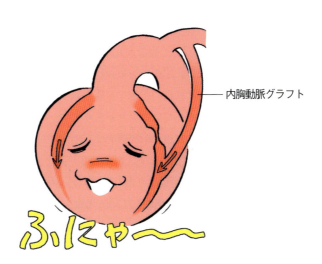

冠状動脈には拡張期に血液が流れる

ない，ということは，心房細動では拡張期の間隔もばらばらの状態ですから，冠状動脈の血液の流れも心房細動ではものすごく不利な条件になる，ということです．つまり，拡張期が長い時は心筋に十分な血液が流れるでしょうが，その間隔が短い時は同じように心室が収縮しようとしても，その直前の拡張期の時間が短かったために，心筋が冠状動脈から十分な血液をもらっていないという現象が起こるのです．

❸ 心房細動は脳梗塞を引き起こすことがある

最後にもう一つ，心房細動では決定的にまずい問題があります．

それは脳梗塞という問題です．

心房細動では左心房の中に血液の塊（血栓）ができることがあります．この血液の塊が心房の中に留まっていれば何も問題はありませんが，フラリ，と体内を散歩しようとするのです．つまり心房の壁からポロリと剝がれ落ちて左心室に流れ込むのです．そうなると大変な事態が起こります．左心室から脳に流れていけば脳梗塞，冠状動脈なら心筋梗塞，腸の血管ならば腸管の壊死，とさまざまな悲惨な事態を起こしてしまうのです．このような心房の中の血栓は数分間で治まる心房細動でもできあがることがあります．できたばかりの血栓はゼリー状のものですが，それでも体の動脈に流れていくと動脈を閉鎖し，血栓塞栓症を起こします．

あるプロ野球球団の終身名誉監督の方もこのような状態になったことは周知の事実です．これによって一般の人も心房細動の怖さを理解したと思います．特に心臓外科手術後では，手術で痛めつけられた血液の凝固機能が，術後数日して回復して，さらに手術前の正常な状態を通り越してパワーアップし，血液が固まりやすい状態になっている場合があります．特に人工心肺を使った心臓外科手術では人体がもつ血液の凝固機能は完全に打ちのめされますから，その反動で回復時に余分に回復します．例えば50歳以下の男性では術後10日目くらいで血小板の数値が術前より高くなり，2週間くらいで術前の$20万/\mu l$の倍以上の$50万/\mu l$以上に増加している場合もあります．心臓外科手術という，野蛮な手術で体を痛めつけたことに対する生体からのしっぺ返しといえます．

さらに術後はラシックス®などの利尿薬を飲んで体が脱水傾向になっていることがあります．術後は心臓の機能がよい場合でも，心臓の負担を減らすため

に「術後はラシックス®」と何とかの一つ覚えのように心臓外科医は利尿薬を処方したがります．また術後には胸水が溜まったり，心臓の周りに水が溜まったりすることがありますが，この場合もラシックス®が安易に処方されます．筆者もいつもそんなことばかりやっています．したがって，CABG後は脱水状態になっている患者が多い，といえます．つまりCABG後のある時期は血液が固まりやすい条件もそろっている，ということです．予防のため抗凝固剤を飲んでもらいますが，それでも心房細動が発生し，血栓塞栓症が起こっても何の不思議もないのです．

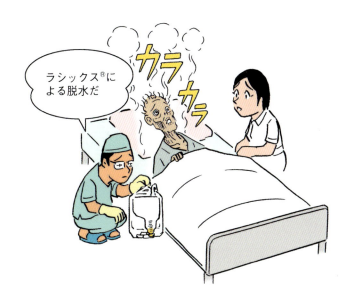

◆ 心房細動の診断

　順番が最後になってしまいましたが，心房細動の診断は心電図で行います．診断のむずかしいややこしい心電図波形もあります．心房細動では全部の脈拍の間隔が一定ではない，まったくのばらばらの状態になるはずですが，心房の正常な興奮を示すP波（心房の収縮）が見えるような見えないようなもの，サイナス（正常洞調律）と心房細動が入り乱れているのかな？それとも心房細動なんだけど，心室が律儀にけっこう規則的に収縮しているのかな？というもの

があります．迷う場合には心電図，それも胸部誘導の一つを，手術で心房と心室に縫い付けてきたリード線（ただの針金）に接続して，測定してみることです．心房に直接つながっているのでP波がものすごく増幅されますから，P波があるかないかが，すぐにわかります．手術の際に針金を心房に縫い付けてこなかった，あるいは縫い付けたけどなぜかぜんぜん役に立たない，という場合，スワン・ガンツカテーテルでペーシング・リードが付いているものや，ドレーンの表面に針金（金属製のライン）が付いていてペーシングできる機能をもったものがありますから，これらを心電図にくっつけて，とにかく直接心臓からの電位を拾うようにします．こうした方法でP波だけがかなり増幅された心電図が得られ，正確に診断が下せます．しかし，すばやく診断しないと，そうやってあれこれやっている時に限って，心房細動が勝手に正常に戻ってしまう傾向があります（結果オーライ！）．

◆ 心室性不整脈を発見したら

患者さんの急な激しい体動の後，心室性不整脈（PVC）が出現したならば，スワン・ガンツカテーテルの位置がずれて心室内壁を刺激していることやドレーンが心臓を刺激する位置に移動したことなどが考えられます．これらはPVCが多発する原因になります．

心臓外科手術後の患者で心室性不整脈（PVC）が多発しているのを発見したら，すぐに行うことは，

①DCカウンターショック（除細動器）を近くに持ってくる．

②スワン・ガンツカテーテルの位置の確認（スワン・ガンツカテーテルが右心室の出口付近にまで落ちていて刺激していないか確認する）．

③人工呼吸器のチューブのはずれやカテコールアミンのラインが外れていないかなど，急激な低酸素状態や低血圧状態を起こす原因がないか確認する（低酸素や低血圧でも心室性不整脈は出現する．つまり心臓が止まりかけているということ）．

④バイパスや冠状動脈の閉塞を疑い，12誘導の心電図をとる．

しかし，最も重要なのは，カリウムの濃度でしょう．カリウムの濃度が

3mEq/*l* 程度前後にまで低下すると，PVC が出現しやすくなります．

そしてもう一つ，ひねった観点から確認が必要なのは，手術前からこの患者さんは PVC を多発していた常習者であったか否か，ということです．

心筋の虚血や冠状動脈の病気，心筋梗塞とは関係なく PVC が頻繁に出現している人がいます．このような方の心電図の多くはモノ・フォーカルで，出現するタイミングと不整脈の心電図上の形がいつも同じであり，見守っているだけでも比較的安心な PVC です．

◆ 先生，ショートランです！

PVC の常習者であっても，またどのような条件下であっても，危険なパターンの PVC があります．

危険なパターンのPVC
①1分間に6回以上．つまり，モニター画面にいつも2回以上，PVCが映っている．
②PVCの波が，直前のT波の上に乗っかっている，R on T（アール オン ティー）．
③PVCの波が3回連続する，ショートラン！

特に，R on T とショートランはどのような医療人にとっても「でーりゃーおっそぎゃー！」という強いインパクトを持った響きであり，ぐっすり寝ている当直医も「センセー！ ショートランです！」と電話口で叫べば，たいがいは飛び起きます．

◆ 濡れ衣変行伝導（アベラント）

さて，PVC の診断も，心房細動と同様にややこしい場合があります．それは変行伝導（アベラント），とよばれる，PVC ではないのだけれども，満員電車で痴漢と間違われて逮捕されてしまった運の悪い人のように，"濡れ衣" で PVC とみなされてしまう脈です．心電図で PVC とそっくりの幅広い QRS がでてしまうのですが，これは心室内伝導の遅延からくるといわれています．つまり心房→房

室結節（収縮命令の中継点）→ 3 本の心室内伝導路という経路のうち，最後の心室内伝導路の 1 本がドンくさい奴で，前回の収縮での「仕事」から回復できないで遅れてしまっている状態です．筆者は幼稚園児の時はたいへんドンくさい子どもで，お遊戯会でいつもタイミングが遅れてしまい，梅林さんという女の子にいつもしかられていました．そんな感じで，心室内の伝導路，特に右脚が遅れることが多いといわれており，PVC のように見える波形ですが，右脚ブロックの波形パターンと同じ形の QRS の広がり方（V4 で深い S 波）になるのが特徴です．また，心房細動でこの変行伝導が起こる場合が多く，直前の収縮がその前の収縮よりも近い時に変行伝導波が起こりやすいとされています．

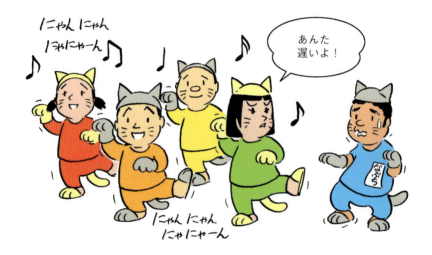

シーン⑩ 目が覚めない！ 痙攣だー！

　心臓外科医である自分の運命を呪いたい瞬間，それが術後，患者さんに脳障害が発生した時です．手術が終わって患者さんはICUに収容されます．ICUでは徐々に麻酔が切れ，自発呼吸が出現し，呼名開眼，離握手（手を握るなどの「支持動作」）といった回復段階を数時間のうちに経過するはずです．ところが患者さんが目が覚めない場合があります．時に痙攣が見られることもあります．原因は人工心肺の操作，あるいは人工心肺による直接の影響で，もともと細くなっていた脳の血管に人工心肺中に血流が不足して脳梗塞が起こった，などなどいろいろな推論が成り立ちますが（表7-1），とにかく患者さんの目が覚めない時は，脳梗塞が起こってしまったのです．

◆ off-pump CABGでも脳梗塞が発生する場合がある

　人工心肺を用いないoff-pump CABGでも脳梗塞が発生する場合があります．残念なことに筆者は実際，経験しています．もともと心房細動をもっていた患者さんで，手術中，突然血圧が下がり，肺動脈圧が上昇しました．おそらく心房からの血栓が脳の血管に詰まった瞬間でしょう．くも膜下出血の場合，発生した瞬間に心臓の機能が一時的に著しく低下する，といわれています．筆者が経験した例は血栓による脳梗塞でしたが，やはり何らかの機構が働いて，瞬間に心臓の機能が抑制されたのだと考えられます．その後数分で心臓の動きは回復し，手術が終了したのですが，3時間ほどして痙攣が出始めました．

　結果的にはなんでもなかった，という痙攣はたまに術後の患者さんで起こる

表7-1　人工心肺による脳梗塞の原因

①	上行大動脈に送血管を差し込む際や，部分遮断で挟んだ時に，血管の内壁にあった動脈硬化のプラークが剥がれ落ちて脳の血管に流れていき，血管が詰まることによるもの．
②	通常に心臓から拍出される血液の流れは軸流といって中心の速度が一番速く，ある程度の規則性をもっている．一方，人工心肺の送血管から勢いよく送り込まれる血液の血流のパターンは乱流，といって渦巻状の流れである．これによって冠状動脈の枝分かれの部分では，一方の血管に血液が流れにくい状態になり，血流が不足したことによるもの．あるいはこの乱流によって，①と同様に，大動脈壁のプラークが剥がれ落ちて流れ，血管が詰まることによるもの．

ことがあります．かなしばりやてんかん発作のような症状が麻酔の影響で出る，という感じです．しかし，脳障害が確実に存在し，進行している，という場合でも痙攣が起こります．痙攣が起こったら「やばいぞ！」と普通は考えるべきです．しかし，脳障害が起こったと認識して「やばいぞ」と思っても，実際は何もすることができません．目の前の「脳梗塞」という現実を受け入れるしかないのです．心臓手術中に既に起こってしまっている事態ですから，何をやってももう手遅れです．ウロキナーゼやtPA（組織プラスミノーゲン・アクチベータ）といった血栓溶解薬で血栓を溶かそうにも，脳梗塞は完成されています．また，それらの血栓溶解薬の使用は，術直後なので出血を助長し，危険です．現実的ではありません．

　脳梗塞の巣が周囲の脳細胞も巻き込んで，さらに拡大していかないようにするにはまず，温度を冷やすことが重要です．脳障害が起こると頭蓋内の温度が上昇し，40度以上になるといわれているからです．その他，ラジカット®という周囲の脳細胞がひきずられて壊死していくのを食い止めるのに有効であるといわれている薬剤の投与（ただし腎機能障害に注意！）や，血流の改善（血液の粘性を下げてさらさらにする？）のためにグリセオールを投与，また利尿を図って脳の浮腫を抑えるといった方策以外に対策はありません．マンニトールという薬剤で利尿すると，利尿の効果のほかに，フリーラジカルスカベンジャ（free radical scavenger）といって，細胞が傷害されて放出される悪い因子であるフリーラジカル（free radical）を吸いつけて処理してくれる，というラジカルに似た効果も期待できる，といわれています．

　幸い，筆者の先ほどのoff-pump CABGの患者さんの目は覚めましたが，左半身麻痺が残ってしまいました．筆者は手術で大罪を犯したことになります．これまでに筆者が犯した大罪のうち，off-pump CABG中の脳梗塞は1例だけですが，人工心肺を使った心臓外科手術の場合，術中に脳障害を発生した患者さんはもっとたくさんいらっしゃいます．筆者は必ず地獄に落ちるでしょう．

　74歳男性　小脳に梗塞発生．覚醒したが四肢麻痺．2カ月後に肺炎で死亡．

　72歳女性　超低体温循環停止下でのCABG．術後に痙攣多発し，CTで脳出血と判明．脳死状態となり，4日後に死亡．

　50代男性　術後にたまたま撮影したCTで大きな脳梗塞巣が判明．本人は特に症状なし．

70代女性 術後に痙攣出現．覚醒が遅れたが徐々に意識回復．検査の結果，中大脳動脈が根元で閉塞していた．肺炎にもなったがその後回復し，リハビリテーションも行い，1年後，退院の可能性も出てきた段階で対側に同様な脳梗塞を発生し，死亡．

60代男性 術後まったく覚醒せず脳死状態．

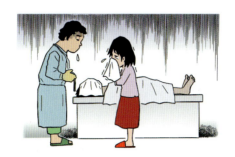

◆ 心臓外科手術後に脳障害を疑わせる現象

　一般に，痙攣の程度と脳障害の程度の関係については不明です．痙攣が起こった場合，まったく後遺症もなく目が覚める場合もあれば，植物状態，あるいはもっと悪い結果となる場合もあります．

　心臓外科手術後に脳障害を疑わせる現象を列挙して**表7-2**で説明します．表に挙げた以外にも，とにかく覚醒が遅い，血圧の変動が激しい，5〜10分間隔で収縮期血圧が180程度に上昇したり，100以下となったりする，などがあれば脳障害の徴候です．血圧が突然ものすごく上昇するのは詰まった血管を一生懸命，開通させようとする，人体の必死の努力のように思います．

　また脳障害が発生した翌日くらいから40度前後の熱が出ます．これは中枢性の発熱とよばれ脳細胞の破壊が起こっている証拠だそうです．これによってさらなる脳細胞が"道連れ"になるといわれており，温度を下げる必要があるのですが，氷枕によるクーリングしか対処方法はないようです．

　CTやMRIで脳梗塞を確認することは重要でしょうか？ 心臓外科手術後2日経っても目が覚めない，というような明らかに脳障害が発生したと思われる患者さんでは，無理に患者さんを検査室まで移動させて検査する意味はあまりないように思います．いずれの段階でも明らかに有効な治療方法はないからで

表7-2 心臓外科手術後に脳障害を疑わせる現象

神経学的所見	一般論としての疑われる原因，脳の障害	CABG後患者に限った経験則による解釈
痙攣	脳梗塞，脳出血，脳圧の急激な上昇	まったく何事もなかったように目が覚める場合もあるが，まず脳障害は覚悟すべき．
バビンスキー反射や腱反射亢進	脳からの脊髄神経核への抑制信号の消失（＝脳梗塞，脳出血）	麻酔の影響でも起こる．つまり患者によっては，麻酔からの覚醒の途中で観察される現象でもある．しかし片側性であれば脳梗塞が疑われる．
散瞳，対光反射の消失	脳神経（脳から直接分布する末梢神経）の麻痺，つまり神経組織すべての機能停止．	カテコールアミンで瞳孔は散大．（小さいころの興奮したときの様子は鮮烈な映像として残っているもの．これは瞳孔が散大していたから）散大のまま固定される場合もある．
眼球振とう（眼振），共同偏視	脳の左右どちらかの偏在性の脳障害発生	一般論に同じく，何かが起こってしまったことはほぼ確実！
下顎呼吸	広範な脳障害	一般論と同様．これが出現してもただではすまない．ただし規則的なあえぐような下顎の動きを示す様子をどう判断するかは微妙．また多臓器不全，低心拍出量症候群でも出現する．

す．また，一般に脳梗塞では発生直後にCTを撮影しても，何も変化は現れません．脳室の圧迫やいわゆるlow density areaとよばれる脳細胞が壊死した画像所見は，発生から3日くらいかかって見えてくるようになるので急性期では判断がつきにくいようです．MRIであれば手術の直後でも脳梗塞の部位が判明しますが，撮影に少し時間がかかるのが難点です．

家族に何が起こっているかを説明したり，あるいは今後の展望を理解するためにはCTやMRIによる診断は必要でしょう．しかし，それらの検査結果により脳梗塞が明らかになっても治療のため脳神経外科手術を行うにいたるケースはまずあり得ません．目の前の患者さんが，「麻酔を切っても目が覚めない」という事実は，画像を見るまでもなく「疑いようのない現実」であると同時に「動かしがたい現実」でもあるのです．受け入れるしかないのです．

一方，CABGが終わって患者さんが通常の回復過程で目が覚めない，という

> 麻酔からの覚醒が遅くなる要因
> ①腎臓機能の低下した患者さん（腎臓からの麻酔薬の排出が遅れるため）
> ②70歳以上の高齢者（代謝，つまり分解が遅い．老化により脳細胞の面子も減っているので麻酔薬の作用が相対的に強めになる！）
> ③太った人，筋肉もりもりの人（脂肪組織や筋肉組織に麻酔薬が蓄積する）

場合，脳障害が原因ではない時もあります．麻酔からの覚醒が遅れがちな要因をもった患者さんの場合，12時間から長いときで24時間はずっと意識が出ない場合があるのです．

このような場合の対処方法は，
「果報は寝て待て！」です．

じたばたしないで待つ．執刀医も明日に備えて寝ることです．「目が覚めないんじゃないか！！！！」と心配になるとキリがありません．

看護師さんは「センセー，少し休んだらどうですか．」とソワソワ心配する執刀医を寝かしつけてやってください．そうすれば執刀医は夢の中で「とにかく心臓のほうの手術はうまくいきましたよ」と患者さんに報告できるのですから．

シーン⑪ 発熱！ 縦隔炎？

　患者さんの術後の発熱，といえば創の感染か肺炎を疑います．
　心臓外科手術では術前に患者さんに対し起こり得るべき最悪の合併症として脳梗塞と縦隔炎について，必ず説明しているはずです．なぜ「必ず説明しているはず」なのか，というと

> ①縦隔炎は致死的な合併症である．
> ②縦隔炎は脳梗塞と同様に，発生する場合はある患者にさしたる理由もなく，突然に発生してしまう．つまり抜本的な防御策がない．

という理由によるものです．
　心臓外科手術後の患者さんの体温はICU入室時はやや低めで，特に手足が冷たい傾向があります．2～3時間で手足も温まり，体温は正常に維持されます．12時間後くらいからごく当然の反応として，38度程度の発熱があります．6時間周期で1日1回から2回程度です．こうした発熱は術後1週間程度続きます．50歳以下の若い患者さんのほうが発熱の程度は激しいようですが，術後のこうした発熱は細菌感染によるものではなく，人体が手術で傷ついた部分を修復工事する際の炎症反応ですので，ごく当然な「良性」の経過です．
　一方，言い換えれば，患者さんに39度近い高熱がある場合には，何らかの重大な異変が起こっている可能性があるといえます．CABG直後（翌日か翌々日）の発熱ならば脳梗塞による体温調節中枢の障害により，あるいは中枢系以外の体温調節の破綻から起こっているものか，心不全により体の中心に熱がこもってしまううつ熱である場合がほとんどです．問題の縦隔炎による発熱は多くの場合，術後5～7日目くらいから起こってきます．すなわちICU内でではなく，病棟に移動した患者さんに起こります．

◆ 縦隔炎を引き起こしやすい要因

　一般的に縦隔炎の頻度は100人に1人いるかいないか，いやもっと少ない頻度です．縦隔炎になりやすい人というのは糖尿病でインスリン注射を行ってい

る患者さん，とても太った患者さん，反対にものすごくやせて栄養状態の悪い患者さん，などです．

　上記のような患者さんの持つもともとの因子による以外の要因もあります．時にまったく普通の状態の患者さんにも起こることがあります．例えば術後の低心拍出量症候群や長い心不全状態が続いた患者さん，グラフト用に両内胸動脈を採取した患者さん，術後に創部からの浸出液が漏れ続ける患者さん，などに多いのです．この創部からの浸出液というのも時折見られる現象ですが，感染があるから浸出液が出てくるのではありません．感染がなくとも通常の反応として，あるいはリンパ管の損傷でこういった浸出液の漏出は生じるものと考えられます．縦隔炎の多くは，まず術後に創部からの浸出液があり，それが原因でなかなか皮膚が閉じない状態で数日経過し，その間に皮膚から逆行性に細菌が侵入し発生するのではないでしょうか．つまり，創部から浸出液が漏れ続ける患者さんは要注意です．

　ただし，こういった重篤な感染症は，細菌が侵入すれば必ず起こるというものでもなく，全身の衰弱や糖尿病，バイパスのため内胸動脈を採ってしまったことで創部の組織の血流が少なくなるといった要因以外に，細菌と患者さんの間になにがしかのドンピシャの相性があって（遺伝子？），感染が成立するのではないかという印象を筆者はもっています．そうでなければ肥満でもない，あるいはものすごくやせているわけでもない，見た目は普通の患者さんで縦隔炎が発生することはどうしても理解できません．縦隔炎になった患者さんの菌のDNAを分析すると，その菌は手術の際に誰かからもたらされたのではなく，手術前から患者さんの皮膚に表在していたものであるとの分析結果もあるそうです．

◆ 縦隔炎を疑った時は再開胸します

　縦隔炎を疑えばすぐに切開創を開いて感染している胸骨正中切開部やその周囲の組織を取り去る必要があります．しかしもっと大切なことは，縦隔炎になる前に胸骨正中切開創部の異常，すなわち浸出液の流出や胸骨の動揺を見つけたならば，すぐに対処することです．特に明らかな胸骨の動揺（咳や深呼吸で左右に切断された胸骨がずれる気配を感じる）が認められた場合，すぐに外科的に処置することを考えるべきです．胸骨が動揺していて浸出液も出ている，

というのであれば，これはただちに緊急手術で胸骨正中切開創を再度固定し直す必要があります．ほっておけば数日以内に重篤な縦隔炎になる可能性が高いからです．「重篤な」とは全身に細菌が蔓延する敗血症の状態という意味です．

◆ あまりにも理不尽な超急性縦隔炎

CABGが原因で感染が発生した，という場合，感染が成立，つまり侵入した細菌が増殖を始めて騒ぎを起こすためには最低1週間程度は必要であろうと考えられます．言い換えれば術後20日以上創部に問題なく経過すれば，その後大変な事態が突然発生し得る，などということはありません．

実は筆者は，術翌日から40度近い発熱があり，その翌日（手術の翌々日）にドレーンから大量の膿が排出されてきた患者さんを経験したことがあります．もともと肺などに存在していた感染巣などが手術の時に破れて膿が飛び出したのではないかと推察していますが，手術の記録ビデオを見ても膿瘍など別段変わったものは映っておらず，いったい何が起こったのか，いまだに謎です．こんな経験は自分だけだろうか，と思っていたら，弁護士さんからの相談で関西の病院で同様に手術の直後からドレーンから膿がでてきた例があったことを知りました．どちらの患者さんも2〜3日で縦隔炎から敗血症になってお亡くなりになりましたが，弁護士さんのケースではご遺族が訴訟を考えているということでした．筆者は弁護士さんに「同じようなケースを私自身も経験しています．いったい何が起こったんでしょうね．私にもわかりません」と正直に意見を述べたところ，ご遺族も納得され，訴訟には至りませんでした．いくら危険な心臓手術とはいえ，術後の翌日や翌々日にドレーンから膿が出てくるなどという事態は，到底理解できないものです．あまりにも理不尽な超急性縦隔炎といえます．総じて縦隔炎という病態は本当のところはよくわかっていないのです．

◆ 逸脱酵素の異常な上昇！

「えーっと，血液検査のほうはどうかな？ あれっ？ えっ？ え？ GOTが5,000？ これって何かの間違いじゃないの？？（ただしGOTの正常値は50以下のスケールの場合）」

心臓外科手術は人体に対してとんでもない侵襲を加える野蛮な行為です．人

人工心肺を使わない off- pump CABG でも同様です．しかし，多くの患者さんでは「まあしょうがないかー」と人体が許してくれます．CABG による人体への侵襲は麻酔薬や抗菌薬，強心薬や血管拡張薬，といった，医者が勝手に一方的に「効く！」と信じてバカスカ投与する薬剤や胸骨をのこぎりで切ったり，脂肪組織に電気メスで熱傷を加えたり，血管をぶつぶつ切り裂いて出血させたりなどなど挙げたらキリがありません．こんなひどいことをされてもたいがいの場合，患者さんの人体は「うーん，そうどすなぁー」と京都の呉服屋の丁稚さんのように一向に気にしないで「心臓がよくなったんで，まあ，細かいことはこの次にでもボチボチはんなりと…」とまったりと万事丸く治めてくれるのです．ところがそうはいかない場合があります．その理由は筆者の下手な手術のせいなのか，化学薬品のせいなのか，あるいは化学薬品に混入している不純物のせいか，はたまた消毒液が器具に付着したまま残っていて，それが体内に入ったせいなのか，それともおそらくはやはり人工心肺のせいなのでしょうか，非常に稀ですが時に血中の肝臓の逸脱酵素の濃度（GOT）が激しく上昇する症例があります．肝臓の逸脱酵素の血中濃度が上がっているということは，肝細胞が破壊され，酵素が血中に流出されている可能性を示します．

　肝臓はそもそも体の中の不純物を処理して胆汁として排出するところです．薬剤も同様に肝臓という処理工場で処理されて血液の中から除去されます．そういった肝臓の決定的なダメージとも思える障害が起こることが，CABG 後

酵素異常の場合

①GOT，GPT の 5,000 以上の上昇，LDH の 10,000 以上の上昇は肝臓の異常

②酵素の上昇から1日2日遅れてビリルビンが上昇し，20 mg/l まで到達するならば肝臓不全．

③LDH が先に上昇，BE がマイナスになり代謝性アシドーシスが進むようなら腸管の壊死．数日後に下血がある（ただし患者さんの生命が維持できていれば）

④CPK が異常に上昇するならば骨格筋が中心に壊死していると考えられる．この場合，身体的には直接に決定的なダメージはないが，まさにボディーブローのように心肺機能は緩徐に抑制される．

（人工心肺を使った場合の心臓弁の心臓手術でも起こり得る）に非常に稀ながらあります．執刀医が「血行動態は安定，意識もばっちり醒めた．手術はうまく行ったぞ！」と喜んでいる矢先に，検査室から届けられた血液検査の結果を見て，「なんじゃーこりゃー？！！！！」という事態が起こり得るのです．主な逸脱酵素にはGOTのほかにLDH（乳酸脱水素酵素），CPK（クレアチンホスホキナーゼ）などもあり，LDHやCPKが組織障害を示す主体となるパターンもあります．

　さてこういった，「見えない敵」が攻めてきたような時，どう状況を解釈すればよいのでしょう．何が起こっているのかがわからないわけですから，どう対処すべきなのかもわかりません．まるで変質者につけ狙われているようなものかもしれません．

多臓器不全の考えられる原因

①薬剤，あるいは薬剤に混入している増量剤，器具に付着している保護剤（手袋のパウダー）によるアレルギー

②手術器材の消毒薬などが洗いきれずに器材に付着している可能性．

③人工心肺による循環維持のために血流の分布が著しく偏ったため，例えば腸管への血流などが無視されるような状態になって虚血になった．

④術中に動脈硬化のプラークが遊離して末梢の血管で詰まってしまい，血流が遮断されることでその部分が壊死する．これはシャワーエンボリズムとよばれている．肝臓や腸で起こり，多臓器不全の経過をたどる．

⑤その他，まったくの原因不明

　しかしどうしてこういったことになってしまうのでしょうか？　人工心肺というもの自体がいけないのか，あるいは動脈硬化が心臓，脳以外の体中の血管にあり，それが人工心肺の血流で砂粒のように全身の動脈を塞いでしまうシャワーエンボリズムを起こしたのか，などいろいろ考えられます．

　こういった臓器障害は「傷害されているのがわかって」はじめて存在が理解されます．対処してもたいがいは手遅れです．壊死した腸を切除しても効果はまず期待できません．じっとこらえて酵素値が下がってくるのを待つしかあり

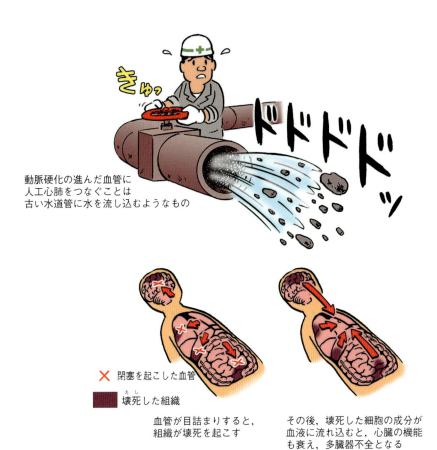

動脈硬化の進んだ血管に
人工心肺をつなぐことは
古い水道管に水を流し込むようなもの

✗ 閉塞を起こした血管

壊死(えし)した組織

血管が目詰まりすると、組織が壊死を起こす

その後、壊死した細胞の成分が血液に流れ込むと、心臓の機能も衰え、多臓器不全となる

シャワーエンボリズム

ません．

　しかし一つの臓器が相当に大きなダメージを受けた場合，早晩，体全体の臓器の機能の足を引っ張っていきます．肝臓障害を疑わせる酵素の上昇の後，腎機能が悪化し，尿が出なくなります．透析による血液浄化が有効でしょうが，影響は心臓や肺にも出てきます．心機能が低下し，肺の機能も低下します．肺の機能低下は酸素分圧（PO_2）の低下で現れますが，酸素化の改善にはエラスポール®（好中球の活性化遊走を阻止する薬）が有効とされています．

シーン⑫ いっちゃってる！ICUシンドローム

◆ 抑圧噴出現象

　手術のあと，患者さんが「いっちゃってる？」という状態になることがあります．ただただ思考能力が落ちて意識朦朧，という段階から「お前ら俺を殺そうとしているんだな！」という確信をもって暴れだす患者さんもいます．

　術後の患者さんが少しの間，「旅」に出られてどこかをさまよっている，という現象です．これらは術前に想像というか，夢想の世界で思い描いていた，あるいは強迫観念として芽生えていた観念なのですが，論理的な思考，あるいは義務感が術前に抑圧していた感情のエネルギーが吹き出したものではないかと思います．端的に言えば，泣き出したいくらい不安なんだけれどもそれを表に出せない，という一種の強がりが，術後になって噴出してしまった，ということではないでしょうか．この現象「抑圧噴出現象」は男性にしか見られません．つくづく男性とは自分の感情をうまく処理できない動物なのかもしれません．また緊急手術の術後に頻繁に見られます．救急車で運ばれて，救急隊員が傍らで「こりゃ大変だ！」と言うのや医者が家族に「なぜ今まで気が付かなかったんでしょうか…」などという話し声を聞きながら患者さんは手術室に連れて行かれるのです．誰もが「あっ，もうだめか！絶対に死ぬー」と心の中で思うでしょう．その気持ちが維持された状態で患者さんが術後，ICUで目が覚めた時，「いやー，天国というのはイメクラみたいだなー．看護師さんの衣装を着た若い女の子がいっぱいいるぞ！」と思うはずです（あくまで男性の誰もがイメクラに行ったことがあると仮定した場合の話です）．

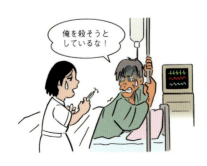

◆ 脳の機能低下による現象

　この術前の抑圧されていた不安が感情のエネルギーとなって，術後に噴出した形の心理的反応としての「いっちゃってる現象」以外にも，やはり人工心肺や麻酔の影響で，しかるべき脳の部分の機能が低下し，論理的思考ができない，あるいはディスオリエンテーションの状態に陥る，朦朧とする状態のいっちゃった現象があると思います．これらは「ほっときゃ治る」状態で，時間が解決してくれます．とにかく患者さんは夢見心地，ということでしょうか．夢から起きているのか覚めているのかも自分で判断がつかない様子です．われわれも時に夢の中で怒りを爆発させるようなことがあって，思わず叫んでしまい，自分の声で目覚める，という経験があると思います．また昼寝をした時など，目を覚ますと「はて自分は今どこにいるのか？」とわからなくなって，「ここはどこ？わたし誰？」という「Ｗの悲劇」状態になることがあります．これと同じです（「Ｗの悲劇」とは薬師丸ひろ子さんの主演映画で 1984 年に公開されました．このセリフは当時流行ったものです）．

　このように，術直後の患者さん，具体的には術後 24～72 時間程度の患者さんは「夢と現（うつつ）」のハザマをさまよう状態となることがあるのです．患者さんにテレビやラジオ，家族の面会などの「刺激」を与えることで，いわゆる「俗世間」のシャバに引き戻すことができ，患者さんは正気になる，つまりこちらの世界にお戻りになるようです．3 月の初めごろに手術をした患者さんですと，「確定申告は終わったんですか？」などと俗世間の俗っぽい話題で声をかけるといっぺんに患者さんは正気になるかもしれません．人間の日常生活上の難問は頭を回転させるエネルギーのようなもので，つねに義務的，使役的な要素を自覚していることで，思考が訓練され，強制的に頭が一定の論理的整合性を持って，つまりつじつまが合う形で，働いているのではないかと思います．

　こういった状況でも面会した家族はわけのわからないことを言う患者さん本人を見て不安になったりするもので，「大丈夫でしょうか？元に戻るでしょうか？」などと心配されますが，元に戻らなかった例はありません．

　自分の心の中にあまりにも大きな不安や解決できない問題を抱えた時，論理的思考回路は簡単に麻痺するのです．

　筆者も本書を書きながら面白いギャグを入れようとプレッシャーが過重になった部分では，文脈に整合性がとれなくなっている箇所があるかもしれません．

◆ 症候性のせん妄と区別すること

　抑圧噴出現象と区別しなければならないのは症候性のせん妄です．

　出血や臓器の梗塞，破裂，壊死など，体内で何か不測の事態が起こっていてそれを精神が表現する，そんな状態です．特に動脈性の出血が体内で起き始めると，内因性のカテコールアミンで体全身が興奮し，精神状態も興奮します．いわゆる不穏な状態ですが，こういった精神的不穏は体内の臓器の不穏な状態をも表す，一表現形式である場合があります．

　ある公立病院で腎臓摘出を受けた患者さんが術後に後腹膜に出血して2日後に亡くなりました．重症な患者さんだったのでしょう．2日間の間，患者さんはずっと不穏状態だったそうです．裁判になりましたが，患者さんを診ていた看護師や研修医の証人尋問は行われず，あまり病棟には足を運ばなかった執刀医が「出血の兆候はなかった」と証言したそうです．術後の不穏状態が出血によるものか否か，判定は困難ですが「その場に居合わせた人」の見解が最も信頼できる情報だと思います．

　落ちつかず，時に暴れる患者さんを見て「なんだ，ちょっとした神経症かいな！ 患者さんは手術前によっぽど不安だったんだなあ．はいヨチヨチ，大丈夫ですよー！」と高をくくって油断していると，本当は体内で何らかの異常が進行していて，どえらい目にあう可能性があります．

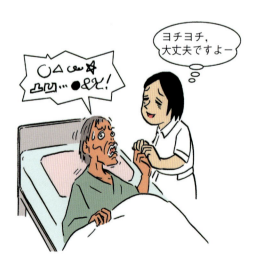

◆ せん妄状態の治療方法はまず，声かけを

　非症候性のせん妄状態，つまり体内に大きな問題が発生していない場合の不穏状態の治療方法は，まず看護師さんがなだめる，ということに終始します．もちろん暴れる患者さんもいます．抑制はかえって逆効果，という場合もあります．しかし，看護師ならまず，言葉かけです．看護介入です．一番の力の見せどころ，看護力です．医者はこういった場合，本当に看護師さん頼みになります．

　しかし，稀ですが，看護師さんがいかに「世界の中心で看護を叫ぶ」ことで努力していただいても，効果がない場合があります．他の治療に支障がある場合，患者さんに完全に眠っていただく方法もあります．薬剤を用いて麻酔状態にしてしまうのです．もう一度人工呼吸器にのせてしまうのです．これは危険が伴います．気管内挿管ができない未熟な医師が"その場"しのぎの判断で，「暴れているから眠らせよう！」などと薬で患者の呼吸を止めてしまえば，そこで起こり得ることは「大惨事」しかありえません．しかし，この方法は経験のある医者が適切な環境で行えば間違いではありません．「待てば海路の日和あり」，という格言のように，術後の不安定な時期から遠ざかるために，時間を稼ぐのです．脂肪や筋肉組織に蓄積してなかなか排出されずに残っている麻酔薬の作用や，人工心肺による脳組織の浮腫は3日程度で完全に消失するものと思われます．そうすれば，不穏状態から抜け出した状態も期待できます．この場合，沈静にはディプリバン®のような，作用時間の短い薬剤を持続点滴で用いるのが普通です．

　このような医療的処置によるせん妄への対処は，常に危険と背中合わせです．正しい知識と豊富な経験を持った医者が行わなければ，患者さんを危険に陥し入れます．

■ 術後せん妄に対する医療ミス

　ある患者が脳神経外科の手術を受け，翌日にせん妄状態になりました．3カ月半しか実務経験のない研修医が自分だけの判断で，この患者を落ち着かせるために眠らせようとドルミカム® 1アンプル全部（10mg）を単独で静脈内投与してしまいました．これは呼吸が停止する量です．しかも患者は高年齢．呼吸を停止させて気管内挿管してしばらく人工呼吸下で眠らせよう，と考えたのであればまだましですが，その研修医は気管内挿管をした経験がありません．なにせ3カ月半の研修しか受けていませんから「自分にはできない」と自覚していたようでもあります．呼吸停止する量を投与しておきながら気管内挿管ができない，言い換えれば気管内挿管ができないのに呼吸停止量の薬剤投与を行ったわけです．気管内挿管には実地の訓練が必要です．人形を使って練習しても，畳の上で水泳の練習をするような「畳の水練」にすぎません．にもかかわらずこの研修医は呼吸が停止するに決まっている量の麻酔導入薬，ドルミカム10mgをどうしてか自分だけの判断で，しかも経験のある医者に応援を頼まずに単独で患者にさっさと投与してしまったのです．患者は当然の結果として呼吸停止．すぐに行わなければならない，気管内挿管を中心とした蘇生をもちろん研修医は行えず，あわてて脳神経外科の当直医を呼びましたがポケベルの応答なし．脳神経外科の当直医の居所は結局朝までつかめなかったのです．やむなく救命救急科の医師の応援を頼む結果となり，何とか蘇生して心拍動を再開するに至りましたが，患者は植物状態になってしまいました．大学病院側はこの状況でも「過失なし」と言いきって裁判となりました．一審は原告が完全勝訴しましたが，大学病院はすぐに控訴しました．一審の判決文では，経験ある看護師さんの対応のほうがこういった術後のせん妄の対応には効果がある，というような判断をしています．つまり知識だけで経験のない研修医が配慮なく投薬をするよりよっぽど有効だということでしょう．大学の脳神経外科の教授はこの裁判に関する毎日新聞の取材に対し「脳神経外科の当直医が2人いなければこういう問題は対処できない」というようなことを述べていますが，連絡の取れない当直医なら100人いても，研修医が勝手にこのような処置をすれば同じ悲劇がいつ起こってもおかしくないと思います．おそらく教授様閣下はこの取材の時点でも自分の大学病院で何が起こったのか，よく理解なされていなかったのでしょう．ちなみに当夜の上級医の書く当直日誌はまったくの白紙，つまり何もない平穏無事な安眠をその当直医は都内のいずこかで，むさぼっていたことになります．

　このような愚行，つまり気管内挿管できない医者が自分が今からどういうことを行おうとしているのか，まったく自覚しないで勝手に一人で呼吸抑制，ないしは停止作用のある薬剤を安易にぶちゅぶちゅと患者に投与する状況に巻き込まれたら，今後，患者はもとより，病院のほうからも「あんたアホか！」と現場に責任を問われる可能性があるので十分に注意してください．何を注意す

るかというと，危険な薬剤を投与する場合，指示した医者の力量を十分に見極めて，実際に投与するかどうかを判断すべきです．犯罪行為の共謀を強制されてもきっぱりと断ることができなければなりません．現在は看護師さんにも医療責任が問われる時代です．自分自身の直接の医療行為によるものでないものでも，大変な事態に巻き込まれかねないのです．

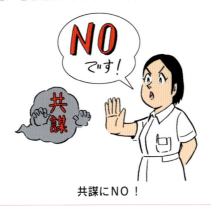

共謀にNO！

■ ドルミカム®の悲劇的使用

ある公立病院で50歳の男性が直腸がんの手術を受けました．手術のあと病室で腹痛を訴えたため，当直医の指示でブスコパン®1アンプルの投与が4回行われ，それでも効かないというのでセレネース®1アンプル投与，それでも効果がないのでドルミカム®が投与されました．そして患者は心肺停止となり，帰らぬ人となりました．これらの薬剤投与の指示は当直医による電話での口頭指示であったというから驚きです．

投与されたドルミカム®の量は病院の説明によると2mgです．カルテによると1アンプル10mg入りのドルミカム®がその時に2アンプル，合計20mg生理食塩水に溶かされたとあります．2mgの投与量ならば1アンプルで十分なはずです．また病院のカルテの記載は不自然で，「ドルミカムを2mgフラッシュした」とあります．経験のある看護師さんならすぐにおわかりいただけると思いますが，2mgだけ投与する場合，フラッシュとは言いません．**フラッシュとは1時間に3ml とか5ml の微量点滴を行っている状況で，ある時必要に迫られて2ml 程度を急速注入する場合に限って用いられる表現です**．また，この50歳の男性患者は病棟で人工呼吸下にある状態ではなく，自発呼吸の状態です．いくら変わった病院でも自発呼吸の状態の患者に持続点滴でドルミカム®を投与している病院はないでしょう．ある大学病院で硬膜外麻酔下で手術が行われていた患者が少し動くというので麻酔の研修医が「あ，すいません！ 筋弛緩薬投与しますね」と本当に目の前でマスキュラックス®（ベクロニウム）を

注射したというからものすごい話です．筆者は患者としてこんな研修医のいる大学病院で治療を受けるのであれば，飛行機に乗る時のように，患者のほうが医療事故保険に加入する必要があるのではないかと思います．

　話は先の公立病院に戻りますが，ドルミカム® 2 アンプルを生理食塩水 20 ml に溶いて，2 mg フラッシュ（?）した看護師に直接会って事情を聞きたい，とご遺族は懇願したのですが，「病院の決まりで遺族とは会ってはいけないことになっている」と断られたということです．ちなみにご遺族には看護師さんもいます．読者の皆さんの病院ではこういった場合，病院が遺族に会うことを制度として禁止するなどという，そんな状況なのでしょうか．誤注の事実が確かであるのなら，「ご遺族の方には看護師本人が納得する限りにおいて，どうぞお会いしていただき，ご質問ください」となるのが病院にとっても，最も合理的な解決策だと思うのですが．

シーン⑬ 濡れ衣

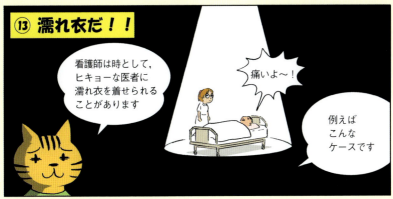

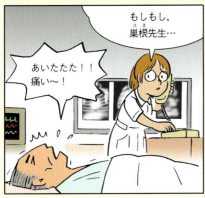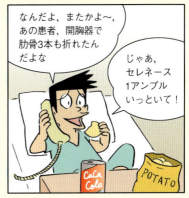

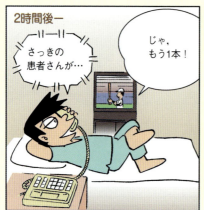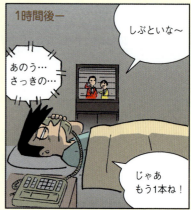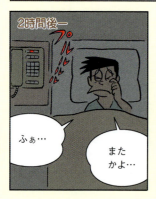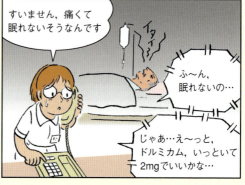

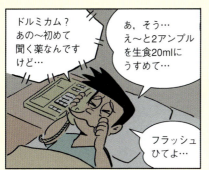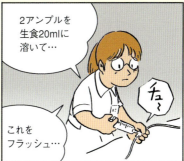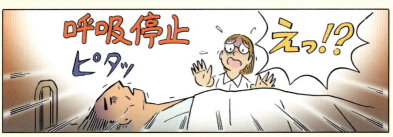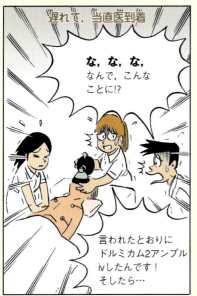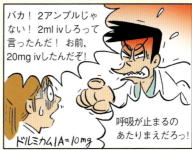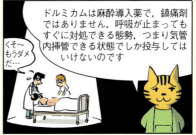

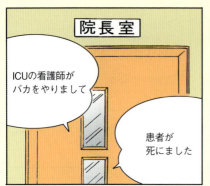
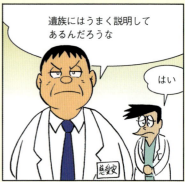
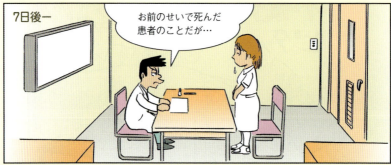
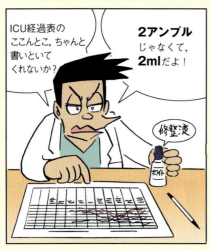
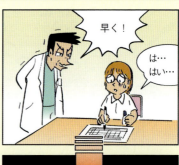

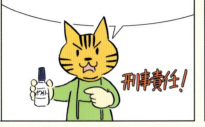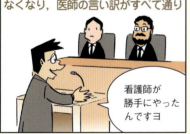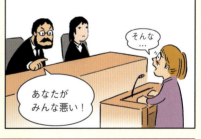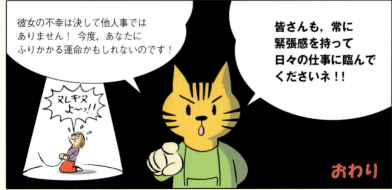

◆ 濡れ衣

　看護師さんは常に危険にさらされています．弱い人間の嘘に巻き込まれてしまう，そんな立場でもあります．医者に限らず，人間という動物はとことん卑怯になることがあります．それに医者をなめてはいけません．普通の一般社会人より人間性の劣る医者には，信じられないような恥知らずな奴らがうようよいます．筆者自身，医療裁判の鑑定の依頼を受け，意見を述べさせていただいた医療裁判では，特に大学病院の医者にそういった腐臭の漂う醜い医者がいっぱいいました．別の患者の写真を裁判に証拠として提出したり，研修医や看護師に嘘を証言させているとしか思えない場合も多々ありました．

　こういった恥知らずな医者の元凶は「自分は特別」という，浅はかではた迷惑な幼児性です．自分は特別だから看護師ごときの人生はどうでもいいのです．「俺は医者でエリートだ．普通の人間とは違う．お前は看護師だろう．お前が罪をかぶったところで世の中は何の影響も受けない．だから…」と脅迫された，という話も聞いたことがあります．

　「うそつきは医者の始まり」と覚えておいてください．

終章 看護のもうひとつの力

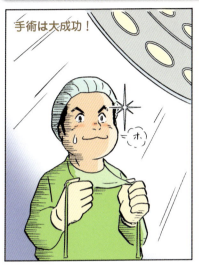
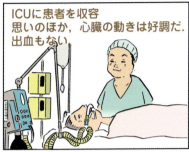
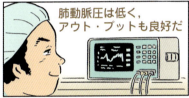
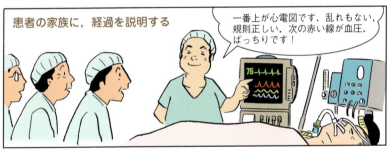
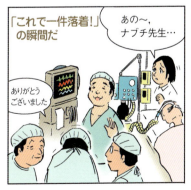
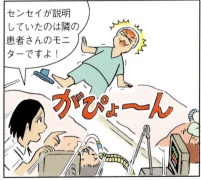

◆モニター管理は患者管理？

　患者さんの状態をリアルタイムで知るうえで，さまざまな体のパラメーター（指標）を示してくれる心臓手術後のモニターは大切です．しかしモニターは大切だ，大切だ，と言っても，そのモニターがどういう原理で何をどう測っているのかといった，大まかな知識や，また何が示されているのかについて，よく理解して，解釈できていないと，モニターの表示に振り回されるだけになります．

　筆者も心電図画面の QRS はちゃんと正常で速くも遅くもないのにカウントされる脈拍数値が 30！ で，なんじゃこりゃ？ 閾値の問題？ それともモニターちゃんが機嫌が悪いだけ？ と首をかしげたり（心電図で脈拍がうまく感知できないことがあります），スワン・ガンツカテーテルによる心拍出量の測定値が「うっそー」という値が表示されて，どう解釈していいのか，頭を抱えたりしています．スワン・ガンツカテーテルは心拍出量を数分間隔で自動的に測定して表示してくれるものでとてもいいのですが，たまになぜかその値が非常に高かったりあるいは非常に低かったりして，われわれをあたふたさせるのです．これは理由がわからないけれど患者さんの容態には問題はなかったり，あるいはモニター側に問題があったりします．

　さらに，動脈圧モニターの値なども同様です．これは橈骨動脈に留置したカテーテルの先端で直接血圧を測定するというものですが，血圧測定の基準になるトランスデューサーとよばれている小さなプラスチックの器具が固定された部分の高さが心臓と同じでなければ正確な値は測定できません．例えばトランスデューサーが心臓より低ければ血圧は高めに出ます．高ければそのぶん低く出ます．

　このようにトランスデューサーの固定されている高さを変えれば，測定される血圧の値はいかようにでも変化するので，血圧の測定値が高くて動揺していたら，実はトランスデューサーの固定位置が高すぎただけ，ということもあるかもしれません．

　モニター画面に表示された値だけを信用するモニターバカになってはいけません．

　モニターの表示にあまり頼りすぎていて，患者さんをみていない時がありませんか？

モニターの表示をみて患者さんの管理ができている，と思っていては，プロの管理とはいえないのです．プロの看護管理とは，目の前の患者さんを実際の目で見て，手で触れ，「五感」で大事な情報を感じ，モニターに表示されない情報を感じ取ることです．

◆患者の状態は五感で掌握する！

　五感とは視覚，聴覚，触覚，味覚，嗅覚をいいます．それぞれの感覚は看護の現場でどう生かされるのでしょうか．

　「味覚ってなに？？？　味見してどうすんの？」などと言われそうなので具体的に説明します．

　実際はどうかと言いますと，

視覚：モニターで血圧低下→すぐにマンシェットで実測して確認する．
聴覚：サチュレーションが低下→聴診器で呼吸音を聞いて気胸や血胸，無気肺がないか確認する．
触覚：体温が高い→患者の額に手を当てる（これは誰でもするわいな！）．
触覚：体温が低い→患者の手足に触れてみて冷たければ末梢循環不全．
視覚：患者の顔色，唇の色，結膜の色

　などなど五感を使った患者情報の収集にはたくさんの「技」があります．

◆第六感─患者を救うもうひとつの力とは

第六感：「この患者さん，やばいんじゃない？うまく説明できないけど…．」

　看護師さんにはこのような「モニターでは何も異常がないけれど，この患者さんの何かが変だ…」と思うような時があるのではないかと思います．気になって注意して患者さんをみていたから，突如として表出した異変に対応できて患者さんを救えた，ということもあるかと思います．

　これは五感とは別の，第六感，というのものだと思います．これは勘，あるいはフィーリングというか，においというか『気』というか，うまく言葉にできませんが，中国の道教で言われている森羅万象を統合しているタオ（＝道）という力に似ているかもしれません．これがゆがんでしまうことで天変地異や異常な事態が突然に発生するといわれています．患者さんの容態の悪化，異変も患者さんを取り囲むタオがゆがんでいるのかもしれません．このタオの乱れ

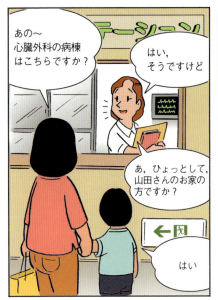
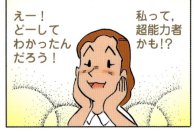
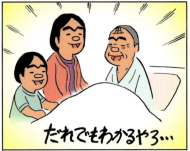

を感じ，修正するのが道士であり，患者さんの場合はわれわれ医療人ということになります．われわれは「修正」まではできませんが患者さんのタオの『乱れ』は感じることができるのではないでしょうか．

　突然患者さんが急変する．すると続いて隣のベッドでも…．さらに病棟でも…．

　病院では時にこういった「タオの乱れ」としか思えないような現象が稀に発生します．家でも電球が切れたと思うと，掃除機や洗濯機が壊れたり，足をぶつけて家具が壊れたり…．いろいろな災難が偶然にも重なることがあります．こうしたいくつかの事柄が何かの力に操られて同時に進行している，そんな現象が起こること，これをユングという心理学の基礎を築いた偉大な人物は"共時性"という概念で説明しています．

　「原因があって結果がある」，というのは"因果律"です．医療でいえば「何かを感じる→情報を検討する→診断を下す」ということになり，例えば「術後の患者さんの胸の創部から出血している」という事態があれば，その場合はドレーンからの出血量や血行動態の変化といった「情報」を収集して，合理的に冷静に心臓からの出血の有無，あるいは必要な処置を判断する，ということに

なります．

　しかし「共時性」では「（患者さんに）何かが起こっている」と「（医療者が）何かを感じている」は同時進行なのです．共時性では「出血している」という事実と「出血しているぞ」という頭の中の判断は同時に起こっているのです．

　ICUでもこういった力，つまり得体の知れない考えが頭の中にわいてきて支配するという現象は，しばしば危機に瀕した患者の命を救うものです．

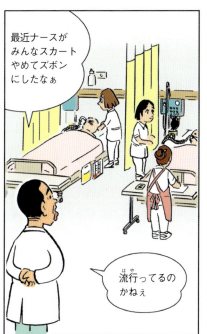
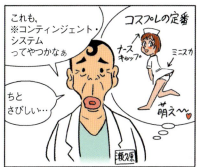
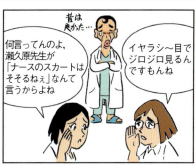

※コンティンジェント・システム：言語によらない，テレパシーのような手段による情報伝達手段を便宜的にこう名付けた学者がいる．これにより結果として集団としての画一的な認識や行動が発生するというもの．

◆ そして第六感が患者さんを救った

　大動脈弁置換術後，ICU に収容された患者さんがいらっしゃいました．ドレーンからの出血は入室して 3 時間の間はほとんどなく，状態は安定していました．ところが何の前触れもなく血圧が 130 mmHg から 90 mmHg に低下したのです．

　「何だろう？患者さんが寝たからかな？」

　と思いました．ICU では患者さんは術後，人工呼吸器につながって目を閉じていますから，意識があって覚醒している状態なのかそれともどっぷり寝てしまっている状態であるのか，見た目ではすぐに判断がつかないのです．

　やがてドレーンから真っ黒な血が出てき始めました．

　「色は黒いぞ．心配ない．静脈からの出血だ．」

ととっさに思いました．胸骨正中切開の患者さんでは，術後に胸骨の断面や裏からの静脈性の出血がじわじわと続くことがあるからです．これでは即断が必要な事態を招くことはあり得ません．大動脈弁置換術を行った患者さんで起こってもらっては一番困ることは，大動脈切開周辺部分からの出血です．大動脈弁置換術では上行大動脈を横に切り，その空間から左心室を覗き込むように手術します．大動脈弁を取り去って人工弁を縫い付けたら，切開した大動脈を閉じます．大動脈弁の手術後に大惨事が発生するとしたら，まずはこの部分です．患者さんによっては大動脈の壁が弱くて脆くて丁寧に縫ってもぼろぼろになってしまい，どうしようもなくなってしまう場合があるのです．再開胸して人工血管で上行大動脈を置換して対処するしか手がありませんが，先ほど述べたように血管がぼろぼろなので，難しい手術となるのです．何としてもやりたくない手術です．

　しかし気になるのです．

　「黒い血に見えるけれど…これは…」

　前も書きましたが，術者の「再開胸！」という一言が多くのスタッフの業務に変更を強いて手をわずらわせるのです．迷う筆者にどこからかささやく声が聞こえてきました．

　「もう一度患者さんの胸を開けてみなさーい！」

　「開けよう！」

　この一言でスタッフは一同に動き始めました．患者さんを手術室に移動して

再開胸を行いました．

　開けてみると案の定，というかあろうことか，大動脈切開部分からの動脈性の出血が見つかりました．この患者さんでは再開胸の判断があと 30 分遅れていたら確実に亡くなられていたでしょう．これまでも同様なことがありました．スタッフの間では"私"という人間ではなく，「私の中でささやく"声"」に対する信頼は絶大です．ドレーンから黒い血が出てきてまだ 1 時間も経っていません．しかし，誰も「出血の動向をもうちょっと観てみましょう．」などとは言わなかったのです．

　この患者さんでは出血が動脈からのものであったにもかかわらず，ドレーンからは真っ黒な血がでていたのです．これはおそらく出血部位からドレーンまでに距離があったからだと思いますが，ここでの教訓は**ドレーンからの出血の色は当てにならない**，ということといえます．しばらく出血の増減を見てそれから再開胸するかどうか決めよう，などと迷っていたら，心タンポナーデになっていたところでした．血圧が低下し，心拍出量も低下すると，出血も心のう内で固まりますからドレーンの出血量は激減します．ドレーンからの出血が減った時こそが危ないのです（→155頁　「心タンポナーデ」）．この時，同時に患者の生命は風前の灯となるのです．

　当初，この患者さんの血圧が下がっていたことを，「たいしたものではない…．寝入ったせいだろう．」ととっさに思いましたが，実は出血が原因だったのです．

❦ ささやく声が聞こえるには

「患者さんは順調だ！」

　そう信じ込みたい願望が強いと，モニターや検査結果でネガティブな事実を突きつけられても「患者さんは順調だ」という結論が先に来て，いいようにいいわけして判断してしまいがちです．自分の頭の中で「幻想」をすぐに描いてしまう人には「ささやく声」は聞こえないものです．

先ほどの大動脈切開部分からの出血の惨事は訴訟にもなっています．

　東北のある病院では 40 代の男性患者さんで，手術は成功して終了，と思われた大動脈弁置換術で，数時間して上行大動脈から突然大出血してそのまま死亡した，という事例が裁判になっていました．

術者には「自分が手術した患者さんの大動脈が裂け始めている？！そんなことが起こったら大変だ！」
という認識が背景にありますから
「そんなことは絶対に起こらないでくれ！」
という強い願望が常に頭の中にあります．
これが，
「起こるはずはない！」
という希望的観測に変化し，
「起こっているはずはない」
という誤った事実認識に発展してしまいがちなのです．これは実際に起こっている事実から妄想の世界に逃避することでもあります．また客観的事実を冷静に判断できない，思考停止の状態にあるとも言えます．
　むかしむかし，彼女に振られた時など，
あとから「こうなるとわかっていたんだが…」とそれまで自分をだましていた自分に気がつくことがありました．
　人生経験も手術も，筆者ほど失敗を重ねると，希望的観測は浮かんでこなくなります．
　「何か危ないから，胸をもう一度開けてごらん」
とささやく何かの声は，患者さんは順調だと思い込みたい妄想を振り払ってはじめて聞こえてきます．油断や思いあがり，自己保護を考えていては聞こえてこないのです．
　『タオ』なのか，天恵なのでしょうか．何かによって支配されている人間の運命．病院とはそういった力がぞんぶんに働いている空間なのではないでしょうか．
　医者や看護師の「自分を冷静に裁こう」とする真摯の心に，何かの声は語りかけてくれるのです．どこからともなく聞こえてくる『何かの力』からのメッセージ．患者さんを観る者は，心を透明にして，常にこの声に耳をそばだてていなければなりません．

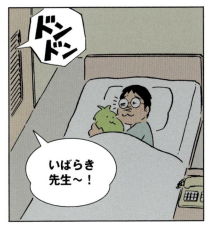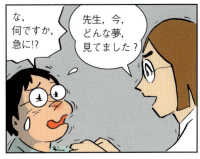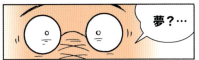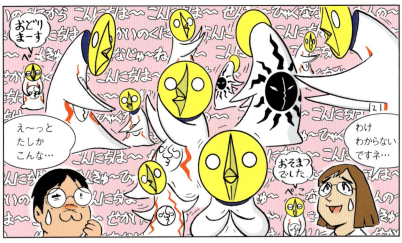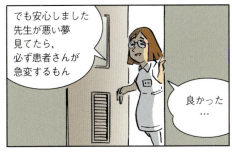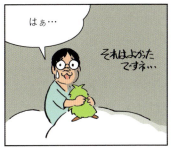

あとがき

　この本を読んでがっかりされた方もいるでしょう．
　「まあまあ勉強になったけど，ナブチ先生は看護のこういうところはぜんぜんわかってないなぁ」と思う人も多いでしょう．
　そうなんです．私は医師でしかありません．看護のことはよくわかりません．
　でもずうっと心臓外科手術をして生活してきました．
　人一倍，いや人10倍，手術をさせてもらいました．
　たくさん給料もいただきました．
　家も建てて，子供も育てました（知らない間に大きくなった？）．
　心臓外科手術は私の人生そのものです．
　夜中にふとんに入って眠りにつく前に必ずICUに電話します．
　夜中にでも電話をして話をしてもらえるICUが自分にはある，ということが本当に幸せだと思っています．
　つらいとき，悩んでいるとき，元気がないとき，実際に患者さんのことが気になっているとき以外でも，「とりあえずICUに電話してみよ！」と思い立って，電話します．
　電話口で看護師さんが一生懸命，患者の容態を報告してくれます．
　365日，24時間，ICUは私に対応してくれるのです．
　「幸せとは手に入れるものではなく，気付くもの！」
　まさにこれです．ICUだけではありません．もちろん病棟にも支えられています（このへんはとってつけたような社交辞令的発言にしか聞こえませんね！）．
　多くの看護師さんに支えられ，私の心臓外科医としての生活は幸福に満たされています．心臓外科医とはそういう生き物なのです．

決して上から目線ではないつもりです！

そんな私と一緒に患者を診てくれる看護師さんに「こういうことはわかっておいてほしいな」ということでこの本を書きました．メッセージ，というか意思確認のため，という内容です．ただしくり返しますが，看護師さんの目線からして配慮，知識が足りない部分，これだけ毎日毎日手術をしていながら自分にはぜんぜん見えていなかった部分も多々あろうかと思います．皆さんはまぎれもない看護のプロです．その点は私としては何も言えません．私はそこらへんにいる，典型的男性脳の，共感力の乏しい理科系頭の気むずかしい医師でしかないわけですから．

とにかく「医師の側からの視点はこうなんです」「医者はどうしてもこういう考え方をしてしまうのです！」という事情を本書でぜひご理解していただきたい，と思います．

決して上から目線ではない，つもりなんですが，やっぱりそうなるしかないですかねぇ？．

最後に最後に一言！

でも最後に医療の現場に30年以上いて「これだけはゼッタイ間違いない！」と言えることがあります．

患者さんは何しに病院に来るのでしょう？

検査を受けて正しい診断を得たいから？ 治療を受けて健康になりたいから？

どれも正しい答えでしょう．でも私が一番の正解だと思うのは

「いい人に会いたいから」

これが患者さん最大の目的です．

われわれ医療人はいつもいい人，いい奴でいましょう．これで間違いはありません．

Index

英文

ACT　154
atrial kick　130, 181
CHDF（持続的血液濾過透析）
　　　　104, 108
CPK（クレアチンホスホキナーゼ）
　　　　197
DCカウンターショック（除細動器）
　　　　180
free radical scavenger　190
GOT　196, 197
GPT　197
graft　23
　　free——　24
　　in-situ——　24
hypovolemia　41, 143
ICG（インドシアニングリーン）
　　　　112
ICGリテンション・テスト　112
ICUシンドローム　92, 123, 200
LDH（乳酸脱水素酵素）　197, 198
MICS（低侵襲心臓手術）　9, 103
MRSA　131
off-pump CABG　14, 18, 101
P波　83
PCI（経皮的冠動脈形成術）　26
PDE阻害剤　91
Pump Head　17
R on T　34, 122
Ross手術　164
SAM（systolic anterior movement）
　　　　41
STの下降　82
STの上昇　82, 83, 174
TAVI（経カテーテル大動脈弁置換
　　術）　9, 30, 103

tethering　35, 129
TEVAR（大動脈瘤ステントグラフ
　　ト留置）　9
tPA　190

あ アシドーシス　153
アスペノン®　103
圧トランスデューサー　139
アドレナリン　91, 97
アミオダロン　90
アルコール性肝炎　112
アルブミン　139

い 逸脱酵素の上昇　109, 196
医療機関の質　7
医療裁判　7, 44
陰圧呼吸　131
陰性T波　84
インターネット　7

う ウイルス性肝炎　112
うつ熱　194
ウロキナーゼ　190

え エイトリアルキック（atrial kick）
　　　　130, 181
エポキシ酸　112
エラスポール®　199

お 嘔吐　177
オクトパス　19
オッディ（Oddi）の括約筋　177
オノアクト®　90

か 下顎呼吸　192
拡張型心筋症　34
喀痰の吸引　132
カテコールアミン　81, 89, 91,
　　97, 98

Index

か カリウム 90, 91, 94
　　——過剰投与 129
　　——値の急上昇 88
　　——と不整脈 179
　　——（の）濃度 93, 122
　　——の補正 121
　カルシウム 91, 96
　カルテの改ざん 47
　眼球振とう（眼振） 192
　肝硬変 104
　患者への説明 44
　感情裁判 44
　冠状動脈の血流 106
　冠状動脈バイパス手術 12
　肝臓機能障害 111
　肝臓機能不全の患者 104

き 気胸 120
　キシロカイン® (リドカイン) 90
　逆行性冠灌流 115
　急性冠症候群（ACS） 62
　急性呼吸窮迫症候群 109
　胸骨正中切開 19, 68, 153
　共同偏視 192
　胸部X線写真 120
　胸部誘導 174
　キレート作用 96
　筋弛緩剤 178

く クエン酸 96, 159
　グラフト 23
　　胃大網動脈——（GEA） 23, 25
　　大伏在静脈——（サフェナ）
　　　　　　　　　　　　23
　　橈骨動脈——（ラディアール）
　　　　　　　　　　　　23
　　左内胸動脈——（リタ） 23, 25
　　右内胸動脈——（ライタ）
　　　　　　　　　　　23, 25
　グラフト不全 113
　グリセオール 190
　クレアチニン値 104

け 経食道エコー（TEE） 157
　経皮的冠動脈形成術（PCI） 26
　痙攣 189, 192
　血圧 77, 107
　　——の呼吸性変動 139
　　——（の）低下 139, 153
　血液温度 74, 118
　血液透析 108
　血管拡張薬 91
　血胸 121
　血行動態 77
　血栓 111
　血中アンモニアの増加 111
　腱反射亢進 192

こ コアテック® 91
　膠原病 105
　高心拍出量 111
　口頭指示 133
　抗不整脈薬 90
　誤嚥性肺炎 132, 177
　呼吸音 72
　呼吸管理 76
　呼吸停止 124
　コリンエステラーゼ（ChE） 112
　混合静脈血酸素飽和度 78

さ 再開胸 195
　　——止血術 153
　　——のための3つの格言 159
　再狭窄 27

225

Index

さ　サイトカイン　143
　　サイナス・アレスト　40, 87
　　細胞外液　93
　　サクションチューブ　149
　　左心室後壁破裂　40
　　サチュレーション　131
　　　——の低下　148
　　酸素分圧　148
　　散瞳　192
　　サンリズム®　103
し　持続的血液透析　104
　　持続的血液濾過透析（CHDF）
　　　　　　　　　　104, 108
　　シベノール®　90, 126
　　脂肪肝　113
　　滲み出し出血（ウージング）
　　　　　　　　　　154, 159
　　ジャクソンリース　149
　　シャワーエンボリズム　198
　　縦隔炎　131, 194
　　　——を引き起こしやすい要因
　　　　　　　　　　　　194
　　術後出血　150
　　術後の痛み　166, 169
　　循環血液量　139
　　　——低下　81
　　症候性のせん妄　202
　　上行大動脈　94
　　上室性不整脈　103, 126
　　消費性凝固異常（comsumption coagulopathy）　159
　　情報収集　117
　　ショートラン　34, 122, 130
　　心筋保護液　14, 115
　　人工呼吸器　118

　　人工心肺　13, 14
　　　——による脳梗塞　189
　　　——の基本構造　15
　　　——の弊害　15
　　心室細動（Vf）　33, 161, 164
　　心室性不整脈（PVC）　93, 96, 97, 129, 186
　　心静止（stand still）　93, 164
　　腎前性腎不全　143
　　腎臓機能障害　111
　　腎臓機能不良の患者　104
　　心臓前負荷　128, 129
　　心臓超音波検査　31, 32
　　腎臓動脈　144
　　心臓の後負荷　120
　　心タンポナーデ　140, 148, 153, 155, 157
　　　——を表す徴候　156
　　心停止　94
　　　——液　94
　　　——，突然の　164
　　心電図　79〜84, 122
　　　——変化　79, 170, 174
　　心電図モニター　79, 86
　　心拍　80
　　心拍出量（stroke volume）　78, 118, 155, 156
　　　——の低下　148, 153
　　心不全　128
　　　——の原因　128
　　腎不全　107
　　心房細動　33, 39, 40, 93, 130
　　　——と冠状動脈の血流　181
　　　——と血行動態　181
　　　——と脳梗塞　184

Index

し ——に対する処置 180
　　——の診断 185
す スター・フィッシュ 19
　　スタビライザー（stabilizer） 19
　　ステロイド 105
　　スパスム（攣縮） 22, 89
　　スワン・ガンツカテーテル
　　　　　　　　　　77, 130
せ 正常洞調律（サイナス） 185
　　説明の技術 51
　　セルシン® 124
　　セレネース® 124
　　せん妄 92, 202〜204
そ 僧帽弁逸脱症 34, 36
　　僧帽弁形成術 34, 36, 37
　　僧帽弁手術 130
　　僧帽弁（の）閉鎖不全症 34, 129
た 体位の変換 149
　　体温 74
　　　　——の調節 120
　　対光反射の消失 192
　　代謝性アシドーシス 197
　　体動脈圧 122
　　大動脈解離 115
　　大動脈弁閉鎖不全症（AR） 32, 33
　　大動脈弁狭窄症 30
　　大動脈弁置換術（AVR） 30〜33
　　大量出血 159
　　多臓器不全 81, 82
　　　　——の考えられる原因 198
　　脱水 124, 129
　　脱分極 93
　　痰づまり 149
　　タンボコール® 103, 126

ち 中心静脈圧（CVP） 72, 78, 129, 155
　　腸管壊死 178
　　超急性縦隔炎 196
　　鎮静薬 92
て 手足のむくみ 72
　　低血圧 111
　　低血糖 111
　　低酸素化能 109
　　低心拍出量症候群 72, 125, 178
　　ディプリバン® 203
　　電位差 93
　　電解質 91
と 透析患者 104
　　動脈血酸素飽和度 148
　　ドパミン 91, 98, 118
　　ドブタミン 91, 98
　　ドルミカム 92, 205
　　ドレーンからの出血 73
な ナトリウム 91, 97
に ニコランジル 118
　　ニトログリセリン 91, 118
　　尿量 73, 107, 122
　　　　——の低下 143, 153
ね ネオシネジン® 134
の 脳血栓塞栓症 111
　　脳梗塞 110, 189
　　脳出血 110
　　脳障害 16, 190
　　ノルアドレナリン 91, 97, 106
は 肺梗塞 123
　　肺水腫 107
　　肺動脈圧 72, 77, 122, 129, 155

Index

は 肺動脈楔入圧（PCWP） 72
　発熱 194
　バビンスキー反射 192
　バロ・トラウマ 149
　ハンプ® 91
ひ 非症候性のせん妄 203
　ヒドロキシジン（アタラックス®-P） 124
　非閉塞性腸間膜虚血（NOMI） 107
ふ 不穏な状態 202
　フサン 75
　浮腫 15, 107, 143, 149
　不整脈 122, 125, 129
　　——，上室性 126
　　——，心室性 93, 96, 97, 129, 186
　フリーラジカルスカベンジャー 190
　プレセデックス® 92
　プロトロンビン時間 133
　プロポフォール 92
へ ヘパリン 91, 133
　ペルジピン® 91
　ヘルベッサー® 91, 105
　変行伝導 187
ほ 房室解離 87
　房室ブロック 86

ポリコーダー 72
ま マグネシウム 90, 91, 97
　末梢循環不全 72, 107, 109
　マラリア 104
　マンニトール 91, 190
み ミルリーラ® 91, 129
　脈拍 80, 122
　民事訴訟 44
め メイズ手術 40
も 毛細血管の透過性 143
ゆ 輸液の過剰投与 129
　輸血（用の）血液 96, 159
ら ラシックス® 91, 144, 184
　　——による脱水 185
り リウマチ様関節炎 105
　リザーバー（脱血槽） 109
　リドカイン 90
　利尿期 73
　利尿薬 91
　リハビリテーション 103
れ レジチン 134
　レペタン® 177
わ ワーファリン® 133

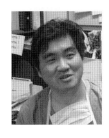

南淵明宏 (なぶち あきひろ)

昭和大学横浜市北部病院・循環器センター教授・心臓外科医.
関連学会の各種専門医,医学博士.
1958 年,昭和 33 年 3 月 3 日,大阪市生まれ
幼少時を奈良県橿原市で過ごす.10 歳で一家離散.
困窮の中,大阪に移り住み,寮があり奨学金も貰えた明治学院中学(東京都東村山市)に入学.同高校卒業の後,一浪して奈良県立医科大学入学.1983 年同大卒業し,同大学附属病院研修医の後,国立循環器病センター心臓血管外科レジデント.
1989 年シドニー,セント・ビンセント病院心臓血管外科フェロー.
1991 年国立シンガポール大学心臓外科レジストラ.
1992 年 7 月帰国し,以来,新東京病院(千葉県松戸市),湘南鎌倉病院(神奈川県鎌倉市),大和成和病院(同大和市),大崎病院東京ハートセンター(東京都品川区)などで心臓手術を多数執刀する.その間,何度もメディアに取り上げられテレビではドキュメンタリー,コメンテーター,解説者,討論者などとして出演し,その数はこれまで優に 300 回を超える.書籍,連載エッセイなど著作も多数.2015 年 10 月から現職.
ゴルフはやらず,お酒も飲まない.異常なネコ好き.

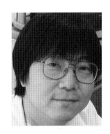

イラスト/マンガ
茨木 保 (いばらき たもつ)

医師・漫画家・エッセイスト
1962 年,大阪生まれ.
1986 年,奈良県立医科大学卒業 同大学産婦人科医局入局.
1999 年,大和成和病院婦人科部長
2006 年,いばらきレディースクリニック院長

1989 年,週刊ヤングジャンプ増刊号よりプロデビュー.その後,多くの新人賞を受賞するも,商業漫画家としては挫折.やがて「身の丈に合った仕事」が信条となり,医学書・看護学書のマンガ・イラスト,医療漫画の監修等「スキマ産業」を数多く手がける.
現在 日本醫事新報に「がんばれ!猫山先生」を連載中.テレビドラマ化された人気コミック「Dr. コトー診療所」の医学監修としても知られる.著書に『ナイチンゲール伝図説看護覚え書とともに(医学書院)』,『まんが医学の歴史(医学書院)』,『がんばれ!猫山先生①~④(日本醫事新報社)』,『研修医山田(じゃまだ)君トリロジー(三輪書店)』,「患者さんゴメンナサイ」(PHP 研究所)など.とりあえず 医学博士.一応,学会認定産婦人科専門医.

ナースのちから　第 2 版──心臓外科手術術後管理のために		
発　　　行	2006 年 7 月 20 日　第 1 版第 1 刷	
	2016 年 7 月 15 日　第 2 版第 1 刷Ⓒ	
著　　　者	南淵明宏	
イラスト・マンガ	茨木　保	
発　行　者	青山　智	
発　行　所	株式会社 三輪書店	
	〒113-0033 東京都文京区本郷 6-17-9　本郷綱ビル	
	☎03-3816-7796　FAX03-3816-7756	
	http://www.miwapubl.com	
装　　　丁	株式会社トライ	
印　刷　所	三報社印刷 株式会社	

本書の内容の無断複写・複製・転載は，著作権・出版権の侵害となることがありますのでご注意ください．

ISBN 978-4-89590-538-1　C 3047

JCOPY ＜(社)出版者著作権管理機構 委託出版物＞

本書の無断複製は著作権法上での例外を除き禁じられています．複製される場合は，そのつど事前に，(社)出版者著作権管理機構(電話 03-3513-6969，FAX 03-3513-6979，e-mail：info@jcopy.or.jp)の許諾を得てください．